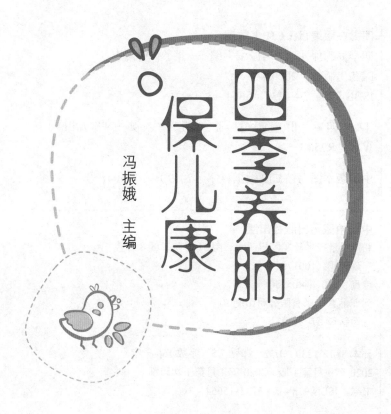

四季养肺 保儿康

冯振娥　主编

中国中医药出版社

·北京·

图书在版编目（CIP）数据

四季养肺保儿康 / 冯振娥主编 . —北京：中国中
医药出版社，2020.4
ISBN 978 - 7 - 5132 - 5664 - 3

Ⅰ . ①四⋯　Ⅱ . ①冯⋯　Ⅲ . ①儿童—补肺—基本知识
Ⅳ . ① R256.1

中国版本图书馆 CIP 数据核字（2019）第 175041 号

中国中医药出版社出版

北京经济技术开发区科创十三街 31 号院二区 8 号楼
邮政编码　100176
传真　010-64405750
河北品睿印刷有限公司印刷
各地新华书店经销

开本 880×1230　1/32　印张 7.5　字数 166 千字
2020 年 4 月第 1 版　2020 年 4 月第 1 次印刷
书号　ISBN 978 - 7 - 5132 - 5664 - 3

定价　39.80 元
网址　www.cptcm.com

社长热线　010-64405720
购书热线　010-89535836
维权打假　010-64405753

微信服务号　zgzyycbs
微商城网址　https://kdt.im/LIdUGr
官方微博　http://e.weibo.com/cptcm
天猫旗舰店网址　https://zgzyycbs.tmall.com

如有印装质量问题请与本社出版部联系（010-64405510）

《四季养肺保儿康》编委会

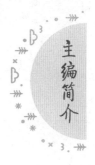

主编简介

　　冯振娥，女，中医学教授、主任医师。工作于宁夏医科大学。兼任全国中医药高等教育学会儿科教学研究会、中国民族医药学会儿科分会常务理事，中华中医药学会儿科分会、世界中医药学会联合会儿科专业委员会、中国中西医结合学会儿科专业委员会等学会委员。参编《中医儿科学》《中西医结合儿科学》等教材4部，副主编2部。担任《中医儿科杂志》《中国中西医结合儿科学》杂志编委。在中医、中西医临床儿科学领域从事教学、临床、科研工作30余年，积累了丰富的临床经验。擅长治疗小儿肺系及脾胃系疾病，尤其在小儿肺系疾病治疗方面有独特见解。

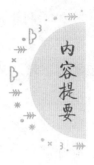

小儿"肺常不足"的生理特点决定了小儿易患呼吸系统疾病，本书从《难经》"形寒饮冷则伤肺"导入，内容贯穿四季养肺方法，从情志调养、生活调摄、饮食、推拿、外治及药膳角度，教会家长应对小儿呼吸系统常见病的具体措施，并做好预防、调护，旨在告诉家长如何调养小儿肺脏，提高小儿抵抗力，避免小儿患呼吸系统疾病及由于肺脏平衡失调而影响他脏。

本书分为6个章节，第一章主要从小儿肺的生理病理特点，形寒饮冷则伤肺，肺与大肠相表里三个方面加以论述小儿为什么容易患肺病。第二章四季养好小儿肺，强调养肺关键在于秋季，并从四季展开，分别讲述四季养肺的重点。第三章节饮食、慎穿衣、调情志，强调生活方面的调摄。节饮食分别列举有益于肺和不利于肺的食物，教会家长如何调整小儿饮食；慎穿衣强调科学穿衣，即小儿应暖背、暖肚、暖足、寒头、凉心胸；调情志从"悲为肺之志"角度，强调小儿应快乐生活，避免压力大、悲伤和精神刺激等。第四章小儿推拿以强肺，讲述小儿常用的推拿手法及清补肺经、补脾经、揉外劳宫、推上三关、开璇玑、运头颈之交、运内八卦、捏脊等强肺卫行之有效的推拿方法，提高小儿抵抗力。第五章常用调肺外治法，分别介绍刮痧、拔罐、穴位贴敷、艾灸等操作简单、易于家长掌握的家庭常用外治疗法。第六章常见肺系疾病的调养，重点介绍小儿肺系常见病、多发病，如感冒（普通感冒、流行性感冒）、反复呼吸道感染、过敏性鼻炎、扁桃体炎、腺样体肥大、支气管炎、肺炎、支气管哮喘、手足口病、猩红热、麻疹、麻疹合并肺炎、风疹、幼儿急疹、水痘、流行性腮腺炎等，从生活、饮食、推拿、外治、常用中成药、药膳角度，以预防为主，兼以病时治疗、护理及病后调摄，教会家长如何应对小儿呼吸系统常见病及多发病。

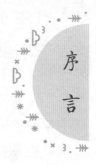

序言

中医药源于实践，几千年来对人类健康的贡献是巨大的。中医药文化蕴含着丰富的哲学思想和人文精神，是我国传统文化的瑰宝。将中医药知识在一定的地区、一定的范围内进行推广，使其大众化，对弘扬中医药文化意义重大。2007年"中医中药中国行"大型科普宣传活动启动仪式在北京启动，拉开了全国性大型中医中药科普宣传活动的序幕。

宁夏医科大学是宁夏地区唯——所医学高等院校，中医学院承担着全省中医药教育工作。2017年中医学被确定为第一批国内一流学科。为了更好地发挥中医药服务基层的作用，相关专家经过多次研讨，确定了要使中医药知识以科普方式进行推广的原则，并决定出版一套中医药科普系列图书，编写一套公众易于理解、接受和参与的中医药科普著作。这套书包括《大国医小传》《抓主症选用中成药》《教你望而知病——图说望诊》《四季养肺保儿康》《女性生殖健康的中医帮手》《针灸的故事》。这几本科普著作从不同角度，以专业的知识，运用通俗易懂的语言向读者介绍了各种中医药文化知识。

中医药科普工作是我国卫生事业的重要组成部分，宁夏医科大学中医学一流学科建设的目标之一就是要做好中医药的产学研，让中医药更好地服务社会、惠及民生。这套系列图书是反映中医药智慧与知识、雅俗共赏的科普读物，能够把中医药文化、中医药思想、中医药理论、中医药技术等传播给社会、大众，让更多民众了解中医，认识中医，应用中医。

本书编委会

2019 年 11 月 24 日

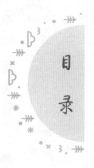

目录

第一章　小儿为什么容易患肺病　　001

　第一节　小儿肺的生理病理特点　　003
　　一、肺主气，司呼吸　　003
　　二、肺主宣发与肃降　　005
　　三、肺通调水道　　005
　　四、肺主治节、肺朝百脉　　006
　　五、肺主皮毛　　007
　　六、肺开窍于鼻，咽喉为肺之门户　　007
　　七、肺藏魄　　008
　　八、小儿"肺常不足"　　008
　第二节　形寒饮冷则伤肺　　011
　第三节　肺与大肠相表里　　013

第二章　四季养好小儿肺　　015

　第一节　养肺关键在秋季　　017

一、秋季养肺护津液 017

二、滋肺阴，防秋燥 018

三、少食辛辣多食酸 018

四、润肺是关键，初秋清热，晚秋驱寒 019

五、秋冻 020

第二节　春季养肺防冒风 022

一、防冒风 022

二、防传染 023

三、饮食宜清淡 023

四、春捂 023

第三节　夏季养肺别贪凉 025

第四节　冬季养肺重保暖 027

第三章　节饮食，慎穿衣，调情志 029

第一节　节饮食 031

一、平衡饮食 031

二、调节饮食顺应四季 034

三、饮食宜忌 039

四、有益于肺的食物 040

五、不益于肺的食物 042

第二节　慎穿衣 044

第三节　调情志 047

第四章　小儿推拿以强肺 049

第一节　小儿推拿疗法的特点 051

一、穴位特殊，注重补泻 051

二、手法轻柔，注重次序 051

三、重视五经，补泻分明 052

四、调理体质，强身防病 052

五、操作简单，经济实用 053

第二节 小儿推拿的作用机理 054

一、推拿手法本身的作用机理 054

二、推拿与经络、腧穴相结合的作用机理 054

三、小儿推拿对人体的调节作用 055

第三节 小儿推拿的适应证及禁忌证 057

第四节 小儿推拿的常用手法 059

一、推法 059

二、揉法 061

三、按法 062

四、摩法 063

五、掐法 064

六、捏法 064

七、运法 065

八、拿法 066

九、抹法 066

十、捣法 067

十一、擦法 068

十二、搓法 068

第五节 小儿强肺保健常用穴位及操作手法 069

一、头面部穴位 069

二、背部穴位 077

三、胸腹部穴位 086

四、四肢部穴位 091

第五章 常用调肺外治法 101

第一节 刮痧 103

一、作用原理 103

二、适用范围 104

三、常用手法 104

四、补泻手法 107

五、刮痧禁忌 108

六、适应证举例 109

第二节 拔罐 111

一、作用原理 111

二、适用范围 112

三、拔罐后皮肤颜色的变化对疾病的提示 112

四、常用手法 113

五、拔罐禁忌 115

六、适应证举例 115

第三节 穴位贴敷 116

一、作用原理 116

二、适用范围 117

三、注意事项 117

四、适应证举例 117

第四节 艾灸 118

一、作用原理 118

二、操作方法 119

三、适用范围 121

四、禁忌 121

五、适应证举例 121

第六章 常见肺系疾病的调养 123

第一节 感冒 125

一、什么是感冒 125

二、小儿感冒会有哪些症状　　125

三、小儿感冒怎样预防　　126

四、小儿感冒居家要注意什么　　127

五、小儿感冒饮食要注意什么　　127

六、小儿感冒如何推拿治疗　　128

七、小儿感冒有哪些外治法　　129

八、小儿感冒常用的中成药有哪些　　130

九、小儿感冒常用的药膳有哪些　　130

第二节　反复呼吸道感染　　131

一、什么是反复呼吸道感染　　131

二、反复呼吸道感染有哪些表现　　131

三、反复呼吸道感染的患儿居家生活要注意什么　　132

四、反复呼吸道感染患儿的饮食要注意什么　　133

五、反复呼吸道感染患儿如何推拿治疗　　133

六、反复呼吸道感染患儿常用的中成药有哪些　　134

七、反复呼吸道感染患儿常用的药膳有哪些　　134

第三节　过敏性鼻炎　　135

一、什么是过敏性鼻炎　　135

二、过敏性鼻炎有哪些症状　　135

三、过敏性鼻炎患儿如何调护　　136

四、过敏性鼻炎患儿的饮食应注意什么　　136

五、过敏性鼻炎有什么推拿及其他疗法　　136

六、过敏性鼻炎有什么外治方法　　137

七、过敏性鼻炎患儿常用的中成药有哪些　　137

八、过敏性鼻炎患儿常用的药膳有哪些　　138

第四节　扁桃体炎　　139

一、什么是扁桃体炎　　139

二、扁桃体炎有哪些症状　　139

三、扁桃体炎患儿的居家调护要注意什么　　140

四、扁桃体炎有哪些推拿方法　　140

五、扁桃体炎有哪些外治方法　　141

六、扁桃体炎患儿常用的中成药有哪些　　141

七、扁桃体炎患儿常用的药膳有哪些　　141

第五节　腺样体肥大　　143

一、什么是腺样体肥大　　143

二、腺样体肥大有哪些症状　　143

三、腺样体肥大患儿居家调护要注意什么　　144

四、腺样体肥大患儿饮食要注意什么　　145

五、腺样体肥大有哪些推拿方法　　145

六、腺样体肥大有哪些外治方法　　145

七、腺样体肥大患儿常用的中成药有哪些　　146

八、腺样体肥大患儿常用的药膳有哪些　　146

第六节　支气管炎　　147

一、什么是支气管炎　　147

二、支气管炎患儿居家生活要注意什么　　148

三、支气管炎患儿饮食要注意什么　　149

四、支气管炎可用哪些推拿方法　　149

五、支气管炎有哪些外治方法　　151

六、支气管炎患儿可以用哪些中成药　　151

七、支气管炎患儿可以用哪些药膳　　152

第七节　肺炎　　154

一、什么是肺炎　　154

二、肺炎患儿生活调护要注意什么　　155

三、肺炎患儿饮食要注意什么　　155

四、肺炎可用哪些推拿方法　　156

五、肺炎可用哪些外治法　　158

六、肺炎患儿的常用中成药有哪些 158

七、肺炎患儿的常用药膳有哪些 159

第八节 支气管哮喘 161

一、什么是哮喘 161

二、哮喘患儿居家生活要注意什么 161

三、哮喘患儿饮食要注意什么 162

四、哮喘患儿可用哪些推拿方法 163

五、哮喘患儿常用的外治法有哪些 165

六、哮喘患儿常用的中成药有哪些 165

七、哮喘患儿常用的药膳有哪些 166

第九节 手足口病 168

一、什么是手足口病 168

二、手足口病如何预防 169

三、手足口病患儿居家生活要注意什么 169

四、手足口病患儿饮食要注意什么 170

五、手足口病可用的推拿方法有哪些 171

六、手足口病可用的外治方法有哪些 171

七、手足口病患儿常用的中成药有哪些 172

八、手足口病患儿常用的药膳有哪些 172

第十节 疱疹性咽峡炎 173

一、什么是疱疹性咽峡炎 173

二、疱疹性咽峡炎有哪些表现 173

三、疱疹性咽峡炎患儿居家调护要注意什么 174

四、疱疹性咽峡炎患儿饮食上要注意什么 174

五、疱疹性咽峡炎有什么推拿方法 175

六、疱疹性咽峡炎有哪些外治法 176

七、疱疹性咽峡炎患儿常用的中成药有哪些 177

八、疱疹性咽峡炎患儿常用的药膳有哪些 177

第十一节　猩红热　178

　　一、什么是猩红热　178

　　二、猩红热主要症状有哪些　178

　　三、猩红热患儿生活调摄要注意什么　179

　　四、猩红热患儿饮食要注意什么　180

　　五、猩红热有哪些推拿方法　181

　　六、猩红热有哪些外治方法　181

　　七、猩红热患儿常用的中成药有哪些　181

　　八、猩红热患儿常用的药膳有哪些　181

第十二节　麻疹　183

　　一、什么是麻疹　183

　　二、麻疹有哪些主要症状　183

　　三、麻疹患儿居家生活调摄要注意什么　184

　　四、麻疹患儿饮食要注意什么　186

　　五、麻疹患儿常用哪些推拿方法　186

　　六、麻疹患儿常用的外治方法有哪些　187

　　七、麻疹患儿常用的中成药有哪些　187

　　八、麻疹患儿常用的药膳有哪些　187

第十三节　麻疹合并肺炎　189

　　一、什么是麻疹合并肺炎　189

　　二、麻疹合并肺炎患儿生活上要注意什么　189

　　三、麻疹合并肺炎患儿饮食上要注意什么　190

　　四、麻疹合并肺炎患儿可用哪些推拿方法　190

　　五、麻疹合并肺炎患儿可用什么外治方法　190

　　六、麻疹合并肺炎患儿常用药膳有哪些　191

第十四节　风疹　192

　　一、什么是风疹　192

　　二、风疹有哪些主要表现　192

三、风疹患儿在生活调摄上要注意什么　193

四、风疹患儿在饮食上要注意什么　193

五、风疹有哪些推拿方法　193

六、风疹有哪些外治方法　194

七、风疹患儿常用的中成药有哪些　194

八、风疹患儿常用的药膳有哪些　194

第十五节　幼儿急疹　196

一、什么是幼儿急疹　196

二、幼儿急疹有哪些主要症状　196

三、幼儿急疹患儿在生活调摄上要注意什么　197

四、幼儿急疹在饮食上要注意什么　197

五、幼儿急疹可用哪些推拿方法　198

六、幼儿急疹常用哪些外治方法　198

七、幼儿急疹患儿常用的中成药有哪些　198

八、幼儿急疹患儿常用的药膳有哪些　199

第十六节　水痘　200

一、什么是水痘　200

二、水痘有哪些主要症状　200

三、水痘患儿在生活调摄上要注意什么　201

四、水痘患儿在饮食上要注意什么　202

五、水痘患儿可用什么推拿方法　202

六、水痘患儿可用什么外治方法　203

七、水痘患儿常用的中成药有哪些　203

八、水痘患儿常用的药膳有哪些　203

第十七节　流行性腮腺炎　205

一、什么是流行性腮腺炎　205

二、流行性腮腺炎有哪些主要症状　205

三、流行性腮腺炎患儿在生活调摄上要注意什么　206

四、流行性腮腺炎患儿在饮食上要注意什么　207

五、流行性腮腺炎可用哪些推拿方法　207

六、流行性腮腺炎可用哪些外治方法　208

七、流行性腮腺炎患儿常用中成药有哪些　208

八、流行性腮腺炎常用药膳有哪些　209

第十八节　百日咳　210

一、什么是百日咳　210

二、百日咳有哪些主要症状　211

三、百日咳患儿在生活调摄上要注意什么　212

四、百日咳患儿在饮食上要注意什么　212

五、百日咳患儿可用哪些推拿方法　213

六、百日咳患儿可用哪些外治方法　214

七、百日咳患儿常用的中成药有哪些　214

八、百日咳患儿常用的药膳有哪些　214

第十九节　传染性单核细胞增多症　216

一、什么是传染性单核细胞增多症　216

二、传染性单核细胞增多症有哪些主要症状　216

三、传染性单核细胞增多症患儿在生活
调摄上要注意什么　217

四、传染性单核细胞增多症患儿在饮食上要
注意什么　217

五、传染性单核细胞增多症可用哪些推拿方法　218

六、传染性单核细胞增多症可用哪些外治方法　218

七、传染性单核细胞增多症患儿常用的中成药
有哪些　218

八、传染性单核细胞增多症患儿常用的药膳
有哪些　219

第一章 小儿为什么容易患肺病

第一节 小儿肺的生理病理特点

在儿科日常门诊中，呼吸系统疾病患儿占绝大多数，为什么？要搞清这个问题，我们需了解一下小儿肺的功能。

《素问·经脉别论》中说："饮入于胃，游溢精气，上输于脾；脾气散精，上归于肺；通调水道，下输膀胱。水精四布，五经并行，合于四时五脏阴阳，揆度以为常也。"意思是说饮食进入胃内，通过胃的消化作用，饮食中的精华部分转化成人体所需要的气、血、津液等，由脾分布，首先向上归于肺，在肺的作用下，将精微物质散布在全身各处，使各个脏腑气血、津液的消耗都得到了不断的补充，使五脏充盈，肌肤润泽，并周而复始，不断循环，维持人体生命不息。可见，肺的作用在人体非常重要，具体有以下几个方面。

一、肺主气，司呼吸

在人体五脏中，肺的位置最高，被称为"华盖"，又称为"水之上源"；由于肺叶娇嫩，不耐寒热，易被邪侵，故又称为"娇脏"。肺有主气的功能，《素问》中说"天气通于肺""诸气者，皆属于肺"。肺是呼吸的重要器官，是气体交换的场所，负责吸入自然界的清气，呼出体内浊气，肺进行的气体交换，是一切生命活动、新陈代谢的基础。

肺吸入的清气与脾胃运化的水谷精气积于胸中，生成宗气，贯注心肺，散布于全身，濡养脏腑。肺不仅能辅助心推动血的运行，而且对全身气体的运动具有调节作用，主持和调节全身各脏腑组织器官之气。《灵枢·邪客》说："宗气积于胸中，出于喉咙，以贯心脉，而行呼吸。"宗气的功能有三：行呼吸、行气血、资助先天。如《灵枢》所说，宗气出喉咙，循行息道，司气息由鼻至肺的出入升降，又贯心脉，助心行血。宗气充盛则脉搏徐缓，节律一致而有力；反之，则脉来躁急，节律不规则，或微弱无力。虚里之脉可候宗气的盛衰。宗气还可循三焦之路，向下注于丹田，滋养先天肾水。所以肺脏强健、肺功能好的孩子，身体健壮，就不容易患病。相反，肺气不足的孩子就会经常发生感冒、咳嗽。若长期肺气不足则可见全身性的气虚证，如《素问·通评虚实论篇》中云："气虚者，肺虚也。"《成方切用·卷七》云："肺主气……虚故脉绝气短也。"肺气虚对于人体的影响并非仅限于肺的功能低下，而气失推动，则病变丛生。《诸病源候论·卷三十七》云："其肺气虚，谓之不足，则短乏少气。"言气虚则神失所养。《幼幼集成·卷二》云："肺气不足，则皮薄怯寒。"言气虚则身不得温。《医经秘旨·卷上》云："肺虚不能卫血，血溢妄行，随气出于鼻为衄。"言气虚则血失于摄。《丹台玉案·卷四》云："肺失统气之权，不能固表，故毫毛疏豁，汗流不禁。"言气虚则汗不得固。《理虚元鉴·卷上》云："肺主皮毛，外行卫气，气薄而无以卫外，则六气所感，怯弱难御，动辄受损。"言气虚则卫虚于外。《重订通俗伤寒论·卷九》云："肺气虚，不能通调水道，致水溢外膜而成肿。"言气虚而水不能布。《医醇賸义·卷四》云："肺伤则元气薄弱而不能下行，故足膝无力而不能任地也，是肺痿即气痿也。"言气虚而生痿证。

鉴于肺气虚而引发脏腑乃至全身上下多种病变，吴仪洛《成方切用》提出"肺主气，肺气旺则四脏气旺"的观点，以强调肺主气对于人身的重要性。考其理论基础之源，实与《素问·经脉别论篇》之"肺朝百脉，输精于皮毛，毛脉合精，行气于府，府精神明，留于四脏"的精神相吻合。推而论之，肺气充足则布化精气，四脏安定，病安从来？肺气虚弱则精气不布，四脏皆危，自然也就病变百出。小儿"肺常不足"，较之成人更加娇嫩，更易受邪气所侵，所以儿科肺病占大多数。

二、肺主宣发与肃降

"宣发"是发散、布散的意思，肺气具有向上、向外、升宣、发散的功能，能将宗气、血液、津液布散到全身各处。《灵枢·决气》中说"上焦开发，宣五谷味，熏肤、充身、泽毛"。"上焦开发"指的就是肺的宣发功能。通过肺的宣发，可以排出体内的浊气；通过肺的宣发，可以将脾所转输的津液和水谷精微布散周身，充盈肌肤、润泽皮毛；肺可以宣发卫气，调节腠理、毛孔的开合，将代谢后的津液化为汗液，排出体外。小儿脏腑、经络的发育，乃至皮肤、毛发的发育，都离不开肺所宣发的精气的濡养。

肺主肃降，肃降是清肃下降的意思，肺具有排出肺内异物，使呼吸道通畅，呼吸平稳的功能。肺气正常的肃降，肃清呼吸道内的异物，呼吸才能平稳，才能将风、寒、痰、热等病邪清除出去，孩子才不容易罹患感冒、咳嗽等疾病。

三、肺通调水道

"水道"是指水液代谢的通道，例如呼出的气体、分泌的汗液、形成的尿液等的排泄途径。肺气的宣发和肃降作用对于体内津液代谢具有疏通和调节的作用。通过肺的宣发，不但将津液和水谷精微布散于周身，而且使汗液的排出正常。通过肺的肃降，可将体内的水液不断地向下输送，经过肾和膀胱的气化作用，生成尿液而排出体外。所以有"肺主行水"的说法。

肺脏能够正常宣发、肃降的孩子，则水道通畅，身体健康，而肺虚的孩子，水道不通，则容易出现鼻塞、流涕、咳嗽、咳痰等表现。

四、肺主治节、肺朝百脉

脏腑之中，肺为相傅之官，治节出焉，且身居高位，是为华盖。相傅即为丞相之职，辅助天子（中医将心比喻为君主之官），号令群臣（其他脏腑）。"治节"就是治理、调节，将心脏比作君王，那肺脏就是宰相，肺脏能够辅佐心脏这个君主治理和调节全身的气、血、津液，以及脏腑的功能。治节表现在四个方面：①治理调节呼吸运动：肺气的宣发与肃降作用协调，维持通畅均匀的呼吸，使体内外气体得以正常交换。②调理全身气机：通过呼吸运动，调节一身之气的升降出入，保持全身气机调畅。③治理调节血液的运行：通过肺朝百脉和气的升降出入运动，辅佐心脏，推动和调节血液的运行。④治理调节津液代谢：通过肺气的宣发与肃降，治理和调节全身水液的输布与排泄。由此可见，肺主治节是对肺的主要生理功能的高度概括。

"肺朝百脉"指的是全身的血液都通过血脉而汇聚于肺内，通过肺的呼吸，进行气体的交换，然后再输布到全身。所以，肺的功能正常，各个脏腑的功能就能正常发挥作用，肺气的输布和调节正常，血液也能正常地循行于全身血脉。

五、肺主皮毛

皮毛覆盖在人体表面，是抵御外邪的屏障，皮毛包括肌肉、皮肤、汗孔、毛发等。肺气充足的孩子腠理固密，肌肤润泽，毛孔开合正常，不会发生多汗、无汗等表现，不容易生病；而肺气不足的孩子，则皮肤干燥，或易表现为多汗，容易生病等。

六、肺开窍于鼻，咽喉为肺之门户

"肺开窍于鼻"出自《黄帝内经》，鼻子是呼吸系统的大门。外邪入侵于肺，往往都要通过鼻子这个大门，因此孩子们只要一打喷嚏、流鼻涕，家长们就知道是感冒了。

《灵枢·脉度》指出："肺气通于鼻，肺和则鼻能知香臭矣。"肺主一身之气，掌管呼吸。鼻作为气体出入的通道，与肺直接相连。鼻的通气和嗅觉必须依赖肺气。肺气调和，才能鼻窍通利、嗅觉灵敏。风寒袭肺，则会出现鼻塞、流清涕；风热犯肺则容易出现鼻流浊涕；肺有燥热，则鼻孔干燥；肺气上逆，则出现咳嗽；邪热壅肺，肺气闭塞病情就比较重了，往往出现喘息、鼻翼扇动等症状。

鼻为肺窍，是呼吸系统的门户，也是邪气侵犯肺脏的主要通路。所以，临床上可通过鼻的异常表现推断出肺脏的病变情况。鼻塞、流涕、喷嚏、嗅觉不灵，甚至鼻翼扇动、咳嗽、喘息等异常现象，均可作为肺系疾病的诊断依据。

咽喉为肺之门户，咽喉不只是呼吸时气流出入的通道，咽喉部对于吸入的空气还可以起到温湿度调节和清洁作用，如果冬天空气过于寒冷，寒冷的气流通过的时候，咽喉可以给寒冷的空气加温，避免寒冷对气管和肺的刺激；秋季干燥的空气进入的时候，咽喉可以对干燥的空气进行湿润，避免干燥的空气伤肺。

咽部有扁桃体，扁桃体像个门卫，是个防御器官，具有免疫和保护功能，可以抵抗外界有害物质侵入血液、淋巴或其他组织。

声门作为空气出入肺部的必经之路，在大脑的调节下，声门根据人体生命活动需氧量的增减而发生宽窄变化，在平时安静状态下，呼吸平稳匀称时，声门较小，当剧烈运动或情绪激动时，为了增加肺部气体交换，声门则会扩张。

喉与肺相通，也为肺系所属，为气息出入之要道，声音从喉而发出。喉通肺气，肺又有经脉通于喉咙，如果肺气虚，则说话声音低微，少气懒言；如果肺阴虚，则容易出现咽喉红肿，声音嘶哑，甚至失音。

七、肺藏魄

《黄帝内经》中说"肺藏魄"。"魄"属于神经活动中有关本能的感觉和支配动作的功能，比如耳的听觉、目的视觉、皮肤的冷热痛痒感觉、手足四肢的动作和吮乳动作及啼哭行为等。魄藏于肺，所以肺脏强健的孩子，魄则安宁，精气充足，体魄健全，感觉灵敏，动作正确。

八、小儿"肺常不足"

小儿的生理特点为：脏腑娇嫩，形气未充。脏腑，指五脏六腑；娇嫩，指娇弱柔嫩，不耐攻伐；形，指形体结构、四肢百骸、精血津液等；气，指各种生理功能；充，指充实旺盛。脏腑娇嫩，形气未充，是对小儿处于生长发育时期，其机体脏腑的形态尚未成熟、各种生理功能尚未健全的概括。脏腑柔弱，对病邪侵袭、药物攻伐的抵抗和耐受能力都较低。如小儿与成人相比易于感受风寒或风热外邪，出现发热、鼻塞流涕、咳嗽等症；又如小儿使用攻伐之品，相对比成人用量小、禁忌多。小儿形、气均未充盛，各种生命现象还不能完全表现。小儿脏腑娇嫩，虽指小儿五脏六腑的形与气皆属不足，但又以肺、脾、肾三脏不足更为突出。这一方面是由于小儿出生后肺、脾、肾三脏皆成而未全、全而未壮，更是因为小儿处于生长旺盛、发育迅速的阶段，对水谷精气的需求，较成人相对迫切。所以，小儿对肾气生发、脾气运化、肺气宣发的功能要求更高。因此常表现出肺脏娇嫩、脾常不足、肾常虚的特点。如肺主气，开窍于鼻，司呼吸，外合皮毛，小儿肺脏娇嫩，卫外不固，则表现为呼吸较促、息数不匀，易患感冒、咳喘；脾为后天之本，主运化水谷精微，为气血生化之源，小儿脾常不足，表现为运化力弱，摄入的食物要软而易消化，饮食乳哺要有节制，否则易患食积、吐泻等。

清代医家吴鞠通运用阴阳理论，将小儿的生理特点概括为"稚阳未充，稚阴未长"。这里的"阴"，指机体的精、血、津液及脏腑、筋骨、脑髓、血脉、肌肤等有形之质；"阳"指脏腑的各种生理功能；"稚"指幼嫩尚未成熟。稚阴稚阳包括了机体柔嫩、气血未盛、脾胃薄弱、肾气未充、腠理疏松、神气怯弱、筋骨未坚等特点。吴鞠通的稚阴稚阳理论，从阴阳学说方面进一步阐明了小儿时期的机体，无论在形体方面还是生理功能方面，都处于相对不足的状态，都需要随着年龄的增长逐步趋向完善和成熟。如小儿的身长、胸围、头围随着年龄的增加而增长，小儿的思维、语言、动作能力随着年龄的增加而增强。小儿的年龄越小，这种蓬勃的生机表现越明显，犹如旭日之初生，草木之方萌，蒸蒸日上，欣欣向荣。

小儿"肺脏娇嫩"，卫外功能较成人稍弱，最易被风热、风寒邪气所伤，产生各种肺系疾病；小儿脏腑娇嫩，气血津液尚不充盛，又易被燥邪、暑邪所伤，形成肺胃阴津不足、气阴两伤等病证；小儿为纯阳之体，六气易从火化，小儿感受外邪以热性病证为多。疫疠是一类具有强烈传染性的病邪，其引发的疾病有起病急骤、病情较重、症状相似、易于流行等特点。小儿之体"稚阴稚阳"，形气未充，御邪能力较弱，是疫疠邪气的易感群体，容易形成疫病的发生与流行。故小儿容易患传染性疾病。

小儿脏腑娇嫩，形气未充，"肺常不足"，肺气宣发功能尚不健全，腠理开合、固表抗邪的功能较弱，御邪能力较弱，藩篱不固，抗病能力不强，加之幼儿寒暖不知自调，乳食不知自节，若家长护理喂养失宜，则外易感六淫，内易伤饮食，再加上胎产禀赋等因素影响，因而小儿易于感触，容易发病，年龄越小，发病率越高，且有迅速传变的特点。肺主呼吸，主一身之气，小儿肺气肃降功能尚不完善，"治节"一身之气的功能未健。因此，六淫之邪，不论是从口鼻而入，还是从皮毛而受，均先犯肺，因此，小儿时期容易患感冒、咳嗽、肺炎喘嗽、哮喘等肺系疾病，且肺系疾病为儿科发病率较高的一类疾病。

第二节　形寒饮冷则伤肺

　　《难经·四十九难》中指出"形寒饮冷则伤肺"，形体受寒，或饮食生冷，必损伤肺脏。《灵枢·百病始生》说："重寒伤肺。"当风寒之邪侵犯机体，皮毛首当其冲，皮毛是肺所主，故肺先受病，若再饮食生冷，脾胃就会受寒。传统医学认为，脾属土，肺属金，土能生金，故脾与肺是母子关系，脾病则会累及于肺，就是所说的母病及子，肺再次受伤，内外皆受寒，则损伤肺的阳气。肺阳损伤，肺的宣肃失调，就会发生咳嗽、喘息等病症。

　　孩子感染风寒之邪，就容易出现鼻塞、流涕、咳嗽等病症；在夏天，温度高、雨水多，暑湿气候也容易伤及肺脏，出现咳嗽、黄痰；秋季燥邪当令，极易损伤肺脏，导致孩子皮肤干燥、口唇干燥，出现干咳无痰和大便秘结；如果孩子饮食没有节制，就会损伤脾胃，脾胃损伤了，不能正常行使其运化水湿的功能，就会导致水湿内停，痰饮内生而损伤肺脏，出现咳嗽、痰多；如果孩子平时就是容易上火的体质，加上食用温热性质的食品，比如烤肉串、煎炸食品，过多的芒果、榴莲等热性水果，或者孩子性格急躁，肝火犯肺，就会引起咳嗽、黄痰；还有些孩子，反复喘息，时轻时重，总是不能去根，尤其雾霾天气，影响非常大，这样的孩子往往存在过敏因素，常见的过敏原有粉尘、尘螨、猫狗的毛屑、蒿草等。

在这里再提一句二手烟对孩子肺的危害，二手烟可以使肺功能下降，是儿童发生哮喘的原因之一。孩子呼吸比成人快，接触二手烟的机会更多，所以对于二手烟的危害，孩子比大人存在更大的风险。为了孩子们的健康，应减少二手烟暴露。

四季养肺保儿康

第三节　肺与大肠相表里

肺和大肠的生理功能是相互关联并且相互影响的，《灵枢·本输》有云："肺合大肠，大肠者，传导之腑。"《中西汇通医经精义》云："大肠所以能传导者，以其为肺之腑，肺气下达，故能传导。"肺有主气的功能，能主管呼吸及全身气机的宣发肃降，大肠是传导系统，经过小肠泌别之后的糟粕，形成粪便，由大肠传导而下，排出体外。

《灵枢·经脉》曰："肺手太阴之脉，起于中焦，下络大肠，还循胃口，上膈属肺，从肺系横出腋下，下循臑内，行少阴、心主之前，下肘中，循臂内上骨下廉，入寸口，上鱼，循鱼际，出大指之端；其支者，从腕后直出次指内廉，出其端。"又曰："大肠手阳明之脉……下入缺盆，络肺，下膈，属大肠。"由此可以看出，肺与大肠通过经络的联系构成表里关系，肺为脏，大肠为腑，肺与大肠相互影响，密切相关。

肺有主宣发的功能，能布散津液，濡润大肠，保证大便通畅；肺还有主肃降的功能，是大肠传导功能的动力。如果大肠传化糟粕的功能正常，则有利于肺气的肃降。相反，如果大肠传化糟粕的功能失于正常，腑气不通，浊气上逆乘肺，会导致肺气壅塞，孩子就会出现咳嗽、咳痰、喘息等症，临床常见长期便秘的孩子稍不注意就会出现扁桃体发炎、咳嗽等，就是此原因，那么通腑就能治肺。同样，如果肺的功能失于正常，例如肺气壅塞，则可影响大肠的传化功能，导致浊气填塞中焦，孩子就会排便不畅，出现便秘、腹胀、食欲不振等症状，临床感冒发烧的孩子几天不解大便，腹胀、不想吃饭，就是此原因。如果肺阴不足，不仅可以出现干咳、无痰，而且可以导致大肠失于濡润而大便干燥；如果肺气不足，可以出现久咳不愈，使大肠传导无力而便秘。

第二章

四季养好小儿肺

小儿处于生长发育时期，机体脏腑的形态尚未成熟，各种生理功能尚未发育健全。五脏六腑比较柔弱，抵抗病邪入侵的力量仍然非常薄弱。肺主气、司呼吸，小儿肺脏娇嫩，常表现为呼吸不均匀、呼吸较促，比成人更容易感受风寒或者风热之邪，更容易出现发热、鼻塞、流涕、喷嚏、咳嗽、咳痰、喘息等肺系疾病。小儿同时也容易被燥邪、暑邪所伤，形成肺胃阴津不足、气阴两伤等病证；加之小儿为纯阳之体，外邪进入体内之后，容易化火，所以小儿的疾病又以热性病证为多。

　　四季的气候变化，春季常常风邪居多，夏季常常暑邪当令，长夏季节多湿邪，秋季多燥邪，冬季寒邪居多。要根据四季不同的气候变化，进行预防及调养。

第一节　养肺关键在秋季

肺最怕燥邪的侵扰，秋天气候干燥，常常引来肺部的不适，容易伤及肺部的阴液。肺为娇脏，小儿的肺脏更为娇嫩，常常阴津不足，既不耐于湿，更不耐于燥。湿邪伤肺或者内伤则导致水饮停聚，孩子会生痰；燥邪伤肺则损伤津液，导致孩子出现干咳。肺主呼吸与大气相通，外合皮毛，秋令主燥，内应于肺，燥邪伤人，容易出现"秋燥"表现，如果燥邪侵犯肌表皮毛，则表现为皮肤干燥、瘙痒；如果燥邪侵犯于肺，则表现为干咳或久咳难愈；如果燥邪侵犯大肠，则表现为大便干结。

一、秋季养肺护津液

小儿秋季养生的关键重在养肺，养肺的重点在于润肺养阴。饮食上宜清淡，可适当进食酸味食物，酸味食物可以生津液；应少食辛辣之品，辛辣之品可以耗伤津液。同时注意给孩子多喝水，增加水分的摄入。注意千万不要让孩子过度玩耍或劳累而大汗淋漓，这样会过度耗伤孩子的津液。在秋季，适当沐浴有利于皮肤的润泽，能促进皮肤气血循环，起到润肤防燥、预防疾病的目的。

二、滋肺阴，防秋燥

进入秋季，干燥的气候最易伤及孩子的肺，出现口干、咽干、鼻干、干咳无痰、大便干结等一系列秋燥的表现。因此，在秋季要注意滋肺阴，防秋燥。

秋天的第一个节气是"立秋"，虽然立秋之后气温仍然居高不下，但如果我们仔细观察，会感觉到立秋当日的风比夏季的风显得干燥。经过立秋、处暑、白露节气，气温会逐渐下降，空气中的湿度也逐渐降低，大自然真正进入了秋季，秋高气爽，逐渐变得气候干燥。

秋季气候干燥，养肺当从立秋节气就开始注意滋养肺阴。这时候，要特别注意对孩子肺的养护，多喝水，适当多吃一些滋阴润肺的食物，如百合、银耳、莲藕、荸荠等，同时注意增减衣服，预防感冒。

三、少食辛辣多食酸

秋季的饮食，要注意少食辛辣，多食酸，即减少辛辣口味的食物，适当增加酸味食物。辛辣刺激食物往往性热，性热的食物会生内热，就是家长们常说的"上火"，火热可以灼伤阴津，导致阴液亏损。到了秋季，外界的燥邪侵袭人体，体内阴液易亏损，若过食辛辣刺激食物，会更加损伤肺阴。辛辣刺激性的食物通常包括葱、姜、蒜、韭菜、辣椒、胡椒、花椒等。此外，肥甘厚味之品和煎炸、烧烤等烹调方式等也会加重肺燥，伤及肺津，故秋季忌食油腻煎炸食物，如孩子们喜爱的炸鸡等，也少食肥甘厚味之品。另外，肥甘厚味之品和煎炸、烧烤食物，孩子食用后难以消化，易形成食积，容易加重体内蕴热，不利于顺应秋季干燥的气候特点。

中医认为，肺属金，肝属木，五行中金与木是相克的关系，也就是肺气太盛则会伤肝，在秋季，既要预防秋燥，又要防止肺金太盛而克肝木，辛味入肺，多吃辛辣食物会导致肺气太盛，故要尽量少食辛辣食物。酸味入肝，为了防止肝气受损，应适当多吃一点酸味的食物，而且酸味食物如山楂、石榴、葡萄、乌梅等应季水果，还能助生津液。这也是中医重要的"治未病"思想。

四、润肺是关键，初秋清热，晚秋驱寒

秋季气候特点由热转寒，阳消阴长。饮食要以润燥益气为原则，以清肺、健脾、补肝为主。夏季的暑热之气会灼烧肺部津液，到了秋季，气温由热逐渐转凉，气候也由暑湿逐渐转为干燥，燥邪也容易侵犯肺部，导致肺燥。在初秋，夏季暑热之气尚未退去，气候表现为"温燥"；到了深秋，进入冬季的过渡期，气温逐渐下降，气候表现为"凉燥"。所以在初秋，饮食多选择清热滋润之品，在晚秋，饮食则宜选择温润之品。

初秋，饮食应以清热滋润为原则，可以多喝一些薏仁粥、梨汁等，都非常适合孩子日常食用。莲藕润肺清热，且含有丰富的蛋白质和膳食纤维，对胃肠也有很好的促进作用，可以炖汤或凉拌。还有银耳、百合等，也是润肺佳品。

晚秋，天气渐凉，饮食应以温润之品为主，以驱寒滋润，不仅要养阴润燥，还要有一定的热量，帮助孩子抵御寒冷的侵袭，这时候，不仅食用养阴滋润之品，如冬瓜润肺养

肺，可做成冬瓜汤食用，也要食用南瓜、大枣、山药等富含营养的食品，可做成南瓜粥、山药大枣粥等，可起到充养脾胃的作用。

五、秋冻

"秋冻"是指初秋时天气逐渐转凉，可有意识地让小儿"冻一冻"，不要过早地给孩子添加衣物。这是因为到了秋季，空气中的湿度比较低，人们感觉比较凉爽，虽然气温已经有所下降，但夏季的暑热之气仍未散尽，而且孩子们经过了炎热的夏季之后，体内的阳气充足，抵抗力相对较强，此时，即使有一点寒邪侵袭，也可以防御。相反，如果穿衣过多，加衣过早，或者气温有所回升时，孩子容易化热生内火，内火旺，受凉吹风后，则更容易患感冒。秋不忙添衣，还可避免因多穿衣服而出现的汗出过多、阴津伤耗等情况，这也顺应了秋天阴精内蓄、阴气内守的养生需要。现代研究认为微寒的刺激，可以提高大脑的兴奋性，增加皮肤的血流量，使皮肤代谢加快，机体耐寒能力增强，有利于避免伤风感冒等疾病的发生。

这样说来，给孩子穿衣服，秋冻的原则还是应该遵守的，可以让孩子娇嫩的肺脏有个逐渐适应气候变化的过程，免遭外邪的侵袭。但是，秋冻要有度，要因人因时而异，若小儿体质虚弱，或深秋气候寒冷，或气温骤然下降，就不能一味追求"秋冻"，否则容易感受寒冷而发病。要根据气候特点，顺应节气规律，及时添减衣服。

秋季昼夜温差较大，建议在书包里给孩子备一件外套，天气变化或者早晚气温较低时，要及时给孩子穿上外套。进

四季养肺保儿康

入秋季，要坚持用凉水给孩子洗手、洗脸，提高孩子的耐寒能力，对预防感冒很有帮助。另外，秋冻的同时，孩子的背部、腹部、足部就不要再冻了。进入深秋，更要注意这些部位的保暖，要给孩子及时戴肚兜、穿袜子，要避免孩子后背吹风。

第二节　春季养肺防冒风

一、防冒风

春季是小儿疾病多发的季节，尤其是一些传染性和过敏性疾病。到了春季，各种病毒细菌的活力也随着气温的上升逐渐增强，过敏原也逐渐崭露头角。春季多风，花粉、柳絮等容易引起孩子们过敏的物质也逐渐增多，过敏性疾病随之而来。风为春天的主气，风性善行而数变，所以春季的疾病很多都具有传染性，且发展传播迅速。小儿的脏腑娇嫩，皮毛为肺所主，所以小儿的皮肤屏障不够固密，卫外的功能不强，抗病能力较弱，易被风邪所伤。加上寒暖不知自调，当气候变化，早晚气温变化较大或气温骤降的时候，就容易受到外邪的侵袭，罹患伤风感冒。因此，在春季到来之时，对细菌、病毒的预防尤为重要，同时也要避免接触过敏原。

"小儿感于风寒，客于皮肤，入伤肺经"。中医认为，感冒的病变部位在肺卫。肺开窍于鼻，所以感寒、冒风之后，常常出现鼻痒、鼻塞、流涕、喷嚏等风寒型感冒的症状；咽喉为肺之门户，外邪经口鼻而入，侵犯咽喉，导致咽喉红肿、疼痛等风热型感冒的症状；如果外邪直接犯肺，就会出现咳嗽、咳痰等症状，相当于西医的急性支气管炎、肺炎，严重者还可出现喘息。

二、防传染

在春季，培养小儿养成良好的卫生习惯，应勤洗手、勤洗澡、勤换衣服，尤其在外出后、玩耍后、抓摸东西后以及饭前便后，都要注意洗手。晨起可用淡盐水漱口，防治咽部感染，按时饭前刷牙、饭后漱口，还可预防龋齿的发生。

春季要保持室内温度、湿度适宜，经常开窗通风，保持空气新鲜。如果家中有人感冒时，应戴口罩或避免与小儿近距离接触。小儿尽量避免去人口密集的场所，人口密集之处，病菌较多，加之空气不流通，病菌易积聚，难于扩散，可通过空气、飞沫传播，小儿对病原菌没有防范意识，这样就增加了接触病菌的机会，导致感染性疾病的发生。

三、饮食宜清淡

春季阳气生发，饮食宜清淡，多吃一些富有营养且容易消化的食物。例如富含维生素 A 的蔬菜、水果，如菠菜、胡萝卜、芹菜等，动物肝脏、蛋奶类等；富含维生素 C 的蔬菜水果，如西红柿、西兰花、青椒、油菜、小白菜、猕猴桃、柠檬等；富含维生素 E 的食物，如番茄、谷类、坚果等，对小儿智力发育有重要的作用。

四、春捂

"春捂"说的是春天到了，虽然气温逐渐转暖，但地表温度仍未上升，昼夜温差仍较大，不要早早脱掉棉衣，要适当地"捂一捂"。春季到了，中午阳光明媚的时候气温较高，早晚气温较低，或仍有气温骤降，如果因为正午炎热，突然减少衣物，会特别容易受到寒邪的侵袭，发生感冒、咳嗽等疾病。

那如何做到正确的"春捂"呢？不要过早、过快地减少衣被。小儿头怕热，头部不需要捂，捂的重点部位是背部、腹部和足。"捂"背部可以防止风寒之邪从背部的督脉、膀胱经侵入人体，可以预防感冒的发生；"捂"腹部可以保护脾胃，预防寒性腹泻；"捂"足可以预防"寒从脚下起"，保护人体阳气。但"捂"要有度，一般来说，气温超过15℃时就没有捂的必要了。如果再"捂"下去，小儿火热内生，容易发为温病。

同时，建议春季在书包里给孩子备一件外套，天气变化或者早晚气温较低时，要及时给孩子穿上外套，这样就能减少呼吸系统疾病对孩子肺的侵害。

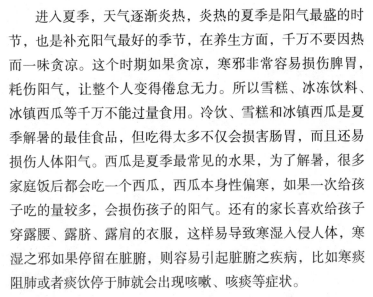

第三节　夏季养肺别贪凉

　　进入夏季，天气逐渐炎热，炎热的夏季是阳气最盛的时节，也是补充阳气最好的季节，在养生方面，千万不要因热而一味贪凉。这个时期如果贪凉，寒邪非常容易损伤脾胃，耗伤阳气，让整个人变得倦怠无力。所以雪糕、冰冻饮料、冰镇西瓜等千万不能过量食用。冷饮、雪糕和冰镇西瓜是夏季解暑的最佳食品，但吃得太多不仅会损害肠胃，而且还易损伤人体阳气。西瓜是夏季最常见的水果，为了解暑，很多家庭饭后都会吃一个西瓜，西瓜本身性偏寒，如果一次给孩子吃的量较多，会损伤孩子的阳气。还有的家长喜欢给孩子穿露腰、露脐、露肩的衣服，这样易导致寒湿入侵人体，寒湿之邪如果停留在脏腑，则容易引起脏腑之疾病，比如寒痰阻肺或者痰饮停于肺就会出现咳嗽、咳痰等症状。

　　在夏季，气温高，无论是家里、单位还是公共交通工具，通常都会开着空调，夏季人体的汗孔是开着的，空调的寒气特别容易从汗孔而入，皮毛由肺主管，寒气由皮毛侵入体内，首先影响肺脏，会发生感冒、咳嗽等呼吸系统疾病。在护理上，尤其不能后背对着空调直吹，后背有督脉和膀胱经，寒邪侵入，容易伤及人体的阳气。还有的家长，因为孩子睡觉时容易出汗，就以为孩子怕热，在夏季睡觉时不给孩子穿外衣、盖被子，甚至肚皮都露在外面，这样很容易导致孩子的脾胃系统受到寒邪的侵袭，而出现寒性腹泻。还有的家长因为怕孩子热，让孩子睡地板或在睡觉时开空调，其实在熟睡时全身基础代谢减慢，体温调节功能下降，身体抵抗力变弱，这时开空调、睡地板都会使寒邪更容易进入体内。另外，出汗后洗冷水澡或者立即吹空调也是一样的道理，毛孔开大，寒湿之邪直接进入体内，易引发各种疾病。

第四节 冬季养肺重保暖

进入冬季后，气温逐渐降低，人们为了"猫冬"，大多愿意待在温暖封闭的房间内，很少开窗通风，这样反而会加速各种病毒和细菌的传播。肺开窍于鼻，咽喉又为肺之门户，病毒、细菌大多由口鼻而入，经过咽喉这个门户，进入气管、支气管和肺。密闭的房间，病毒、细菌扩散，使呼吸系统疾病的发病率明显增加，而且患病后不容易康复，这也是每到冬季，各大医院儿科人满为患的重要原因之一。

那么预防呼吸道感染有哪些有效的措施呢？可以为孩子选择合适的运动，如在自然界阳气充足的上午9点～下午2点，选择晴朗的天气，带孩子到户外慢跑、踢毽子、跳绳等，能增强孩子的御寒能力，有效预防感冒的发生。还可以每天清晨用冷水洗脸、洗鼻子，这样可以增强耐寒的能力，日常也可以用拇指给孩子按摩鼻翼，有助于清洁鼻腔，另外鼻翼两侧各有一个迎香穴，经常按揉能使鼻子保持舒畅，对肺部也有很好的保健作用，可预防呼吸系统疾病。对于伤风引起的流鼻涕、鼻塞，或者过敏性鼻炎，按摩迎香至发热，能立即缓解症状。

在冬季，孩子们免不了患上呼吸系统疾病，轻则感冒，重则肺炎。在护理上，感冒后一定要让孩子多休息，保证睡眠，如果咳嗽加重一定要及时就医，尤其是发热的孩子要格外注意，尽量避免进展成肺炎。在饮食方面，注意清淡饮食，少吃辛辣刺激食物、煎炸食物及烧烤类。痰多时应避免油腻食物。如果痰色白，要注意保暖；如果痰色黄，则考虑孩子有肺热，要少吃热性食物。

　　冬季寒气最盛，冬季的养生一定要注意给孩子保暖，保存体内的阳气。无论哪个季节，孩子保暖的重点部位都是背部、腹部和足部。很多家长能兼顾背部和腹部，但是任凭孩子光着脚在家里地上跑，这是不对的，因为脚距心脏远，血液供应少，脚背脂肪薄，保暖性能差，对寒冷的刺激最为敏感，如果脚着凉，全身健康均可能受影响。寒从脚起，病从口入，如果脚穿得暖和身上就不再冷了，所以保暖首先重视暖足，足暖全身暖，孩子就不容易患感冒了。

四季养肺保儿康

第三章

节饮食，慎穿衣，调情志

儿童"肺常不足"，肺部疾患是威胁儿童生命健康的最主要原因，这就要求家长从饮食、穿衣、情志等方面全面呵护宝宝。

　　中医认为，"肺为娇脏""温邪上受，首先犯肺"，肺是最容易受到外来有害物质侵害的脏器，肺为华盖，也就是形容肺像雨伞一样保护着各个脏器，如果这个"雨伞"受到侵害，其他各个脏器都有可能遭受牵连。

第一节 节饮食

一、平衡饮食

正如古人所说："养生之道，莫先于食。"合理的饮食，可以使孩子身体强壮，减少肺部疾病。儿童因为其特殊的需求，在营养方面要求更高，儿童饮食不只是吃好吃饱那么简单，更重要的是要营养均衡，因此家长一定要掌握膳食平衡原则。食物对人体的滋养作用是身体健康的重要保证。合理地安排饮食，保证机体有充足的营养供给，可以使肺气充足，五脏六腑功能旺盛。因而，新陈代谢功能活跃，生命力强，适应自然，肺脏抵御致病因素的力量就强。饮食又可以调整人体的阴阳平衡，即《素问·阴阳应象大论篇》所说："形不足者，温之以气，精不足者，补之以味。"根据食物的气、味特点，及人体阴阳盛衰的情况，予以适宜的饮食营养或以养精，或以补形，既是补充营养，又可调整阴阳平衡。不但保证机体健康，也是防止发生疾病的重要措施。《黄帝内经》中有饮食有节、饮食适寒温、有节律、合时宜、调五味的论述。

随着生活水平的提高，以及家庭、社会各方面的影响，部分家长无原则地满足孩子的饮食要求，饮食无度，肥甘厚味，严重影响孩子的健康。中医认为"若要小儿安，三分饥与寒"，儿童膳食，要做到饥与饱的平衡，同时，粗细粮搭配，既可增添花样又可增进食欲，又丰富营养。不要只吃精米精面，因为加工太细容易使很多营养成分流失，因此要提倡粗细粮混合吃，这样符合营养需求。荤素搭配可以解决蛋白质互补问题。如豆制品和肉类、蛋禽类等，这样既可以使人们获得全面的营养，又可以保持体内酸碱平衡。因此，家长应掌握以下几个膳食平衡原则。

1. 食物种类要平衡 妈妈给宝宝准备辅食，一定要做到杂食和广食。慷慨的大自然提供给我们人类很多食物，可食用的植物性食物共有 7 大类，分别是谷类、豆类、薯类、真菌类、藻类、水果类、蔬菜类；可食用的动物性食物有 6 大类，分别是肉类、蛋类、奶类、禽类、鱼类和甲壳类。选择食物时不偏不废、广泛摄取才能做到真正意义上的平衡膳食。

2. 粗细粮要平衡 现代人吃惯了精米白面，不妨让粗粮重返餐桌。五谷杂粮中富含的碳水化合物、膳食纤维以及 B 族维生素是其他食物无法比拟的，因此要保证宝宝每天吃五谷杂粮，这不仅对宝宝的日常活动、生长发育和健康至关重要，也可以为宝宝成年后的饮食习惯和身体健康打下良好基础。

3. 食物温凉寒热要平衡 根据天（节气）、地（地域环境、食物品性）、人（体质）的反应不同，妈妈们可以自己调整宝宝身体的平衡。比如，成年人夏天喝绿豆汤，冬天吃羊肉，就是根据不同季节对食物四性平衡的考虑。春夏热的时候要喝绿茶，到了秋冬冷的时候应该喝红茶，因为红茶是暖胃的。根据这个原理，宝宝受寒、感冒、流清鼻涕或者风凉肚痛就一定要用暖胃升火的生姜驱除寒气。反之，如果宝宝因内热而流鼻涕，应该用清热去火的食物搭配来平衡体质。将这样一种辩证的思想渗透于我们日常生活的各个层面，对小宝宝的饮食具有指导性意义。

4. 食物的五味要平衡　食物有甘、酸、苦、辛、咸五味，五味调和相得益彰，过多过少都会使某一味的作用过偏，带来弊端，影响健康。大多数人口味比较重，加上过早给宝宝食用成人饭菜，导致宝宝肾脏负担过重，埋下健康隐患。因此，宝宝的饭菜一定要避免重口味。

5. 食物冷热要平衡　要注意宝宝膳食的冷热平衡。很多小宝宝一到夏季就咳嗽，因为吃了一肚子冰激凌，胃里温度下降，旁边肺的温度也随着下降了，造成毛细血管不扩张，自然就会咳嗽。到了秋天换季时，冷空气一刺激也会咳嗽，都是同一个道理。所以，古代有一句话叫"热食伤骨，冷食伤肺，热无灼唇，冷无冰齿"，就是说热的食物别烫着嘴，冷的食物别凉着牙，要控制好了，这才是健康饮食之道。

6. 吃饭快慢要平衡　对于进餐速度，医书中是这样记述的："食不欲急，急则损脾，法当熟嚼令细。"不论粥饭点心，都应该嚼得细细的再咽下去。咀嚼是帮助消化的重要环节，宝宝的脾胃功能还不够完善，咀嚼能力差，狼吞虎咽使娇嫩的消化道难以适应，于是就容易出现问题。建议父母养成好习惯，经常提醒宝宝："多嚼嚼！多嚼嚼！"吃饭时细嚼慢咽的宝宝肠胃功能都不错，生病少。即便生病，也会因为营养吸收得好、抵抗力强而快速恢复。

7. 饥与饱要平衡　古语云："要想小儿安，三分饥与寒。"宝宝胃容量小，一次吃不了多少，但活动量大，一会儿就饿。很多父母怕麻烦，希望宝宝一次多吃点儿，就不停地催促，这种情况下很容易造成宝宝积食，甚至几天不愿意吃东西。建议家长多准备些小零食，如几颗枣，一块儿南瓜，一片面包抹点芝麻酱、鹅肝酱、乳酪之类，做到先饥而食，先渴而饮，饥不可太饥，饱不可太饱，这就是饥与饱的平衡原则。

二、调节饮食顺应四季

一年四季，有春温夏热秋爽冬寒之分，也有春生夏长秋收冬藏之别，在中医的五行学说里，肺是属金秋的，然而，不论何季，肺经肺脏如不加以补养呵护，都会受到侵害损伤。根据中医理论，春、夏、秋、冬四时气候的变化，与人的生命活动是对立、统一的双方，饮食必须适应四时气候的变化，才能维持人体正常生命活动，否则人体节律就会受到干扰，抗病能力和适应能力就会降低，即使不因感受外邪而致病，也会导致肺脏的生理功能失调而产生病变。

春季是指从立春之日起，到立夏之日止，包括立春、雨水、惊蛰、春分、清明、谷雨六个节气。春为四时之首，万象更新之始，正如《素问·四气调神大论篇》里所说："春三月，此谓发陈。天地俱生，万物以荣。"春季，是万物生发的季节，人体也阳气发泄，气血趋于表，聚集一冬的内热向外散发，这一时期气温回升，空气湿度大，易使空气中的病菌大量繁殖，尤其是室内空气中更会充斥着烟尘、霉菌、花粉、尘螨等细菌，儿童"肺常不足"，这些细菌侵入肺脏，会导致肺脏疾病的发生，极大地损害儿童健康。故春季是小儿呼吸道疾病流行的季节。为了尽量减少春季呼吸道疾病的发生，春季饮食要掌握一个原则：根据气温变化，食物由温补、辛甘逐渐转为清淡养阴之品。早春饮食取温避凉，仲春饮食宜辛甘，晚春饮食宜清补以养肺气。春季风和日丽，万物复苏，是幼儿生长最快的时候，应及时供给幼儿富含钙质的食品和富含维生素的食品。例如：多安排虾皮、海鱼、贝类、海带、虾类、绿色蔬菜和牛奶豆制品，同时食用活性钙粉，以保证幼儿得到充足的营养。特别值得一提的是大豆蛋白质氨基酸组成接近人体需要，具有较高的营养价值，富含赖氨酸，是谷类蛋白质的互补的天然理想食品。当春之时，食味宜减酸益甘，以养肝脾，因为春季肝气旺也会影响到脾，所以少吃酸味多吃甜食增强肝脾功能。可为幼儿提供冰糖、枸杞子、桂圆、大枣、红糖等养肝脾食物，增强抵抗力，使幼儿健康成长。

夏季，是从立夏之日起，到立秋之日止。其间包括立夏、小满、芒种、夏至、小暑、大暑六个节气。《素问·四气调神大论篇》写道："夏三月，此谓蕃秀，天地气交，万物华实。"夏季，天气炎热，心肝胆胃之火和暑热，都会刑克肺金，从四季的五行属性看，夏属火，而肺通秋属金，火克金，因而，夏季肺气较为虚弱，肺也易于此季发病。小儿咳嗽、感冒、咽喉肿痛、恶寒发热等病变的脏腑均归属于肺。因此，夏季饮食宜清补，清心火的同时注意补肺气。结合儿童活动量大的特点，以益气清心的食品为主导，防止大量汗出而致气阴两伤，此时饮食宜清淡、易消化，尽量减少膳食中的脂肪，多食用含蛋白质丰富且脂肪含量较低的食物及新鲜蔬菜、水果、豆类制品等。夏季炎热，从现代医学角度来说，饮食适度偏咸可补充人体无机盐和体液损耗。天气炎热，出汗较多，消化功能减弱，食欲不振，是儿童消耗体能最多季节，幼儿应多吃清淡消暑食品，如绿豆、苦瓜、丝瓜、大麦茶、西瓜皮、菊花、冰糖等，亦可加大西瓜的食用量。同时为保证热量、蛋白质摄入量，选择丰富的优质蛋白质，如：精猪肉、鱼类、禽肉等。禽肉营养价值与畜肉相似，但禽肉脂肪含量少，富含亚油酸，易于消化吸收，主要是禽肉蛋白质的氨基酸与人体组织蛋白质模式相近，生物价值最高，易消化吸收。

秋天，是从立秋之日起，到立冬之日止，其间包括立秋、处暑、白露、秋分、寒露、霜降六个节气。并以中秋作为气候转化的分界。秋令，气候萧条，燥胜地干，到处一派干燥景象。外燥入侵，则伤津耗液，劫损肺阴；肺阴亏损，则出现内燥之证。秋季气候干燥，气温下降，宝宝的机体各系统和器官发育不完善，对气候的变化尤其敏感。他们的鼻喉黏膜娇嫩，鼻腔干燥，易出现喉部发痒，甚至出现干咳，累及上呼吸道，引发感染；同时皮肤干燥、汗液蒸发较快，较容易上火，大便干硬等，应以润燥生津、清热解毒及助消化的食物为主。

秋燥是秋季常见病，包括现代医学的呼吸道感染、支气管炎等。因此，《素问·金匮真言论篇》谓："西风生于秋，病在肺。"防止秋燥，蔬菜可多食胡萝卜、冬瓜、银耳、莲藕以及各种豆类及豆制品等，以润肺生津。可以适当多食用一些甘寒汁多的食物，如甘蔗、香蕉、柿子等各类水果，其中，柚子是最佳果品，可以防止秋季最容易出现的口干、皮肤粗糙、大便干结等"秋燥"现象。儿童的生理特点之一是易感口渴，因而应多补充水分。宝宝的最佳饮料是温开水。清凉饮料、冰淇淋、可口可乐、咖啡、茶水、果奶或酸牛奶以少饮或不饮为宜，糖果和甜食以餐前少吃为佳，以免影响食欲和正常进餐。在食物的选择上可考虑增加一些高蛋白的牛肉、鱼、鸡等肉类食品或豆制品。选用富含矿物质、维生素的芝麻、蜂蜜、银耳等食物原料，秋季有大量蔬果上市，多吃秋季当令的蔬果，如萝卜、芋头、南瓜、黄瓜、生梨等，这些当令水果蔬菜都具有清火润肺的作用，应让孩子多吃。此外，还应重视饮食卫生。宝宝应少吃生冷食物，不吃隔夜饭菜和不洁食物，半成品和熟食应在取食前充分蒸透烧熟。同时，应格外强调幼儿及其抚养者在饭前便后洗手，将幼儿所用餐具定期清洗消毒。只有重视了饮食卫生，才能较好地预防或减少幼儿疾病的发生，保证幼儿健康成长。在保证食物新鲜、色香味形以促进食欲的同时，宝宝食物应切碎、煮烂，以利于宝宝咀嚼、吞咽、消化。应去除烹调原料中的刺、骨、核等，如系硬果类食物，应先研碎后调糊取食，只有这样才能使幼儿免遭梗、塞、刺和呛咳的伤害。烹调手段应以蒸、煮、炖、煨、炒为主，口味宜清淡，多补充一些汤水，以减缓气候干燥对孩子的不良影响。《饮膳正要》所言："秋气燥，宜食麻以润其燥。"同时应多食新鲜蔬菜和水果，如时令蔬菜、水果中的梨、柿子、甘蔗、地瓜等均含有大量的水分，能补充人体的津液，具有清肺润燥、生津止渴、润肠通便等功效。

　　冬季是从立冬日开始，经过小雪、大雪、冬至、小寒、大寒，直到立春的前一天为止。冬季在五行中对应水，是天寒地冻之季节。由于气温下降，冷空气挟病菌进入人体呼吸道，多引起儿童慢性气管炎急性发作及咳嗽、喘息等疾病。其病标在肺，而本在肾，因肺司呼吸，肾主纳气，"肺为气之主，肾为气之根"，冬天因寒而引发咳喘者，多为肾阳不足，肾失摄纳，气不归元，肺肾两虚所致。另外，儿童感冒虽四季均可发生，但尤以冬季为多见，特别是流感对人体威胁最大，因其流行与冷空气袭击密切相关。中医学认为，冬季应是人体阳气潜藏的时候，也就是说，人体的生理活动有所收敛，并将一定能量贮存于体内，以为来年的"春生夏长"做好准备；同时，又要有足够的能量来维持冬季热能的更多支出，提高机体的抗病能力。所以，冬季的饮食，要注意顺应自然、适应寒热以维持儿童的身心健康。营养特点应该是增加热量，保证充足的、与其曝寒和活动强度相适应的热能。首先，因为儿童在冬天热量消耗大，因此饮食量要适当增加以满足对机体热能的需要。但是家长们又容易误认为饮食量增加就是增加高蛋白、高脂肪的食物，这是不正确的，无论任何季节都应为儿童提供平衡膳食。多吃厚味肥甘之物，不仅对机体无益，还会增加机体的负担。其次，不要随便给孩子进补。很多人会抓住这个不长的冬季来进补。但是孩子可以进补吗？我们认为儿童不宜进补。因为儿童正处于生长发育旺盛的阶段，阳气本身就盛，不适当地进服补药，不但起不到保健作用反而会对身体造成损害。第三，需要注意维生素的补充。冬天气温低，小朋友户外活动减少，接受太阳照射的时间也随之减少，容易出现维生素D缺乏，因此家长们可以在儿童的膳食中增加一些富含维生素D的食物如动物肝脏等，4～6岁的儿童应每周补充肝类20～50g。由于热量摄入的增加，B族维生素的代谢也明显增加，还有维生素C、维生素A可增加人的耐寒能力和对寒冷的适应能力，在冬季也应合理补充。家长们可给儿童吃富含维生素的食物。最后，还要注意补充矿物质，有医学研究表明，如果体内缺乏无机盐，身体就会容易产生怕冷的感觉。因此要帮小朋友御寒就要多给小朋友吃富含矿物质的食物。富含维生素、矿物质的食物有蔬菜、水果和各种粗粮。冬天易患感冒，孩子感冒时家长们应注意多给小朋友喝水，多吃清淡的食物。以半流质和流质的食物为宜。包括各种菜汤、果汁、水果、面条、稀粥等。如孩子的食欲不佳则不必强求。若孩子已退烧，食欲开始恢复，则可给半流饮食，如汤面、粥等。可少量多餐食用。感冒的小朋友应忌食滋腻肥甘之物，切忌进补以免引起病情反复。

三、饮食宜忌

肺主皮毛，司呼吸，是人体进行气体交换的器官，儿童的肺脏较成人更加娇嫩，易受外邪侵袭，这就需要家长加倍注意孩子的饮食，年龄大一点能吃饭的患儿，可吃营养丰富、容易消化、清淡的食物，多吃水果、蔬菜，多饮水。特别是对已经患有肺部疾患的孩子，日常的食疗调理很关键，应注意下面饮食禁忌。

1. 忌食多糖之物　糖分是一种热量补充物质，功能单纯，基本上不含其他营养素。若小儿肺炎患者多吃糖后，体内白细胞的杀菌作用会受到抑制，食入越多，抑制就会越明显，从而加重病情。

2. 忌辛辣食物　辛辣之品刺激大，而且容易化热伤津，故儿童在膳食中不宜加入辣油、胡椒及辛辣调味品。

3. 忌生冷食物　中医认为"形寒饮冷则伤肺"，就是说身体受了寒或饮入寒凉之品均可伤及人体的肺脏，而咳嗽多因肺部疾患引发的肺气不宣、肺气上逆所致。此时如饮食仍过凉就容易造成肺气闭塞，症状加重，日久不愈。不论是儿童还是成人，咳嗽多伴有痰，痰的多少又跟脾有关。脾是后天之本，主管人体的饮食消化与吸收。如过多进食寒凉食物，就会伤及脾胃，造成脾的功能下降，聚湿生痰。若过食西瓜、冰淇淋、冰冻果汁、冰糕、冰棒、冷饮、香蕉、生梨等生冷食物，容易损伤体内阳气，而阳气受损则无力抗邪，病情也难痊愈，故应忌食，特别对有消化道症状的患儿更应禁忌。

4. 忌油腻厚味的食品 中医认为咳嗽多为肺热引起，儿童尤其如此。日常饮食中，多吃肥甘厚味可产生内热，加重咳嗽，且痰多黏稠，不易咳出。对于哮喘的宝宝，过食肥甘可致痰热互结，阻塞呼吸道，加重哮喘，使疾病难以痊愈。所以在咳嗽期间应吃一些清淡食物。儿童消化功能多低下，若食油腻厚味，更影响消化功能，必要的营养得不到及时补充，以致抗病力降低。因此，不宜吃鱼肝油、松花蛋黄、蟹黄、凤尾鱼、鲫鱼子，以及动物内脏等厚味食品。若喝牛奶应将上层油膜除去，乳母也应少吃油腻。

四、有益于肺的食物

1. 银耳 又称作白木耳，性平，味甘淡，具有润肺、滋阴、养胃、益气的作用，无论肺气虚或肺阴虚者皆宜，实为补肺佳品。如《本草再新》就有"银耳润肺滋阴"的记载。《饮片新参》亦云："白木耳清补肺阴，滋液，治劳咳。"《增订伪药条辨》中还说："白木耳治肺热肺燥，干咳痰嗽，衄血，咯血，痰中带血。"所以，对肺阴虚者更为适宜。

2. 花生 性平，味甘，善补肺气，又能润肺，适宜肺虚久咳之人食用。《滇南本草图说》认为："花生补中益气，盐水煮食养肺。"《本草备要》说它"补脾润肺"。《药性考》还说："生研用下痰，干咳者宜餐，滋燥降火。"所以，凡肺虚之人，不分肺气虚或肺阴虚，都适宜用花生水煮服食，不可炒后食用。

3. 丝瓜 丝瓜属葫芦科植物。丝瓜为夏、秋季常用蔬菜，既可食用，又有药用价值，且营养成分非常丰富。丝瓜的汁液中含有皂苷、木聚糖等。丝瓜的根、茎、叶、花、种子，以及老熟的瓜络均可入药。瓜实性平，味甘，无毒，具有清热化痰、凉血解毒等功效。瓜络性平，味甘，以通络见长。瓜藤具有止咳、化痰、平喘的作用。瓜根味甘，性平，能消炎解毒、去腐生肌。瓜子性凉，味苦、微甘，有清热、化痰、润燥、解毒及驱蛔虫等功用，故常食丝瓜对防治咳喘有利。

4.豆腐 豆腐性凉，味甘，具有益气和中、生津润燥、清热解毒的功效。可用于赤眼、消渴、疔疮、痈肿、慢性支气管炎等证。现代医学研究表明，豆腐等豆制品中只含豆固醇，不含胆固醇。豆固醇具有抑制人体吸收动物性食品所含胆固醇的作用，有助于预防一些心血管系统疾病。常吃豆腐对呼吸系统有益，可治疗咳嗽多痰等症。

5.柑橘 柑和橘均是呈扁圆形的柑橘类果品。它们的果皮颜色或发红或呈橙黄色，果皮薄，容易剥落，果味甜酸。柑橘的营养丰富，含有葡萄糖、柠檬酸、多种维生素，尤其是维生素C的含量更多。橘皮具有理气燥湿、化痰止咳、健脾和胃等作用。可用于哮喘等痰湿重者，可煮吃，亦可泡茶饮用。

6.梨 梨属蔷薇科落叶乔木的果子，是一种很受欢迎的大众化水果和传统的果品。梨子性凉，味甘、微酸，具有化痰止咳、润肺清心、利大小肠、止咳消痰、清喉降火、除烦解渴、润燥消风等功效。可用于口渴、干咳等阴液受损的哮喘和慢性支气管炎等。

7.山药 山药肉色洁白，味甜粉足，个大质坚，是食用佳品。山药被历代药物学家看作是补虚良药，《医学衷中参西录》中记载："山药之性，能滋阴又能利湿，能滑润又能收涩，是以能补肺、补肾兼补脾胃，且其含蛋白质最多，在滋补药中诚为无上之品。"中医在长期临床实践中发现山药具有补中益气、健脾和胃、益肺补肾、平喘止泻等作用。现代医学分析，山药富含蛋白质、氨基酸、糖类，以及多种无机盐、多种维生素等人体必需的重要物质。山药既是食用佳蔬，又是止喘良药，且用法繁多，既可炒食，又可炖汤、熬粥。

五、不益于肺的食物

1. 胡椒 性大热，味大辛，是一味典型的辛辣刺激食品，古代医家多认为多食动气燥液，耗气伤阴。《海药本草》还说："不宜多服，损肺。"元代名医朱丹溪也认为胡椒性燥，大伤脾胃肺气，久则气大伤，凡病气疾人，益大其祸也。由此可见，凡肺气虚弱之人，皆不宜多吃常吃胡椒。

2. 荸荠 性寒，能消积破气。《本经逢原》中就已指出："荸荠，虚劳咳嗽切禁，以其峻削肺气。"因此，凡肺气虚弱之人，无论咳嗽或是虚喘，皆不宜多食。但若肺热咳嗽可食之。

3. 薄荷 性凉，味甘辛，辛能发散，耗伤肺气。清代吴仪洛认为："薄荷辛香伐气，多服损肺伤心，虚者远之。"《本草经疏》亦云："咳嗽若因肺虚寒客之而无热症者勿服。"因此，凡属肺虚所致的咳嗽哮喘，皆当忌之。

4. 鱼虾海腥食物 对于已经患有肺部疾患的儿童，应忌食鱼虾海腥类食物，有些过敏体质的儿童，常因吃了鱼、虾、蟹、蛋、牛奶之类的食品诱发哮喘。因此支气管哮喘患儿平时应少吃或不吃鱼虾海腥、生冷炙烩腌菜，辛辣咸酸甘肥等食物，如：虾皮、虾米、带鱼、螃蟹等，宜以清淡，易消化且含纤维素丰富的食物，少吃鸡蛋、肥肉等容易生痰的食物。切不可暴饮暴食损伤脾胃，脾虚则运化不健，停湿生痰，痰阻气道则于呼吸不利，经常偏食辛热肥甘或酸咸食物，久之可酿成痰热上犯于肺，亦能发生肺部疾病。

第三章 节饮食，慎穿衣，调情志

第二节　慎穿衣

　　宝宝穿衣这一看似简单的行为，其实也大有讲究，家长应掌握科学的穿衣方法，慎穿衣，养好宝宝娇嫩的肺。

　　科学穿衣法讲究"三暖一寒一凉"，即暖背、暖肚、暖足、寒头、凉心胸。

　　1.暖背　即保证背部温暖，但不可过暖至出汗。要注意保持背部的"适当温暖"，太暖易出汗，太凉易受寒，汗多，衣服就容易湿，湿了要是换衣服不及时，就很容易导致感冒。但适当的背部温暖，却可以减少感冒的发生。秋冬时节，温度逐步下降，妈妈们不妨准备件毛织小背心给宝宝，既能很好地给宝宝的后背保暖，又不至于穿得太多太热。

　　2.暖肚　即保证宝宝的小肚子不受凉。中医上说，腹部是脾胃所在。保护了肚子就等于保护了脾胃。平时脾胃不好的宝宝，如果小肚子被冷空气直接侵袭，就很容易肚子痛，甚至腹泻，使得脾胃不能正常稳定运转，营养不被消化吸收，进而影响生长发育。为了给小孩的肚子保暖，家长们可以给孩子准备个小肚兜，此外，晚上睡觉的时候，为防止宝宝踢被子，妈妈们可以给宝宝准备个睡袋，这样，也就不用担心宝宝踢被子了。

　　3.暖足　脚部是阴阳经穴交会之处，对外界最为敏感。孩子的手脚保持温暖，才能保证身体适应外界气候的变化。

俗语说"寒从脚起"，腿部有丰富的神经末梢，对温度变化也是异常的敏感，而脚又离心脏最远，血液供应较少，血液循环较慢，加之保暖性能差，因此很容易着凉，而且直接影响全身的健康。也许不少的妈妈曾听老人说过，让孩子光着脚丫走，能够接接地气更健康。但那指的是夏天的时候，到了秋天，天气渐凉，宝宝不能再光着脚丫走了。秋冬季节，天气寒冷，脚部最容易感受到冷，而脚部受冻会直接影响宝宝的全身健康。因此，要注意脚部的保暖。

4. 寒头　人们常说"寒头暖足"，人的头部相对保持寒冷才有利于健康。此外，从生理学角度看，幼儿头部发散着约 1/3 的体表热量。头热容易导致心烦头晕而神昏。秋冻时要注意不要过早给孩子戴帽子，要保持头凉、足暖，才能神清气爽、气血充足。

5. 凉心胸　孩子穿着过于厚重臃肿，会压迫到胸部，不仅影响其正常的呼吸与心脏功能，还容易造成心烦与内热。《古今图书集成·医部全录·卷四百一·儿科》里有这样一段话："心属丙火，若外受客热，内接心火，则内外俱热也。其证轻则口干舌燥，腮红面赤，重则啼叫惊跳，故心宜凉。"意思是心本来就属火，如果穿着过厚，捂得太多，内外俱热，易导致小孩儿轻则口干舌燥，腮红面赤，重则啼哭不止，惊跳连连。因此，儿童的心胸要凉，切忌因为衣物过多，捂出病来。

我国自古以来流传的"春捂秋冻，不生杂病"的谚语，符合秋天"薄衣御寒"的养生之道。但对儿童的"秋冻"要有正确的理解，科学领悟其中真髓。自"立秋"节气以后，气温日趋下降，昼夜温差逐渐增大，寒露过后，北方冷空气会不断入侵，出现"一场秋雨一场寒"。从防病保健的角度出发，循序渐进地练习"秋冻"，加强御寒锻炼，可增强心肺功能，提高机体适应自然气候变化的抗寒能力，有利于预防呼吸道感染性疾病的发生。如果到了深秋时节，遇天气骤变，气温明显下降，阴雨霏霏，仍是薄衣单裤，极易受到寒冷的刺激，导致机体免疫力下降，引发感冒等病。特别是儿童，若不注意天气变化，防寒保暖，极易受凉感冒，引起肺部疾病。因此，要顺应秋天的气候变化，适时地增减衣服，做到"秋冻"有节，与气候变化相和谐，方为明智之举。

四季养肺保儿康

第三节 调情志

1. 情志和畅

对小儿情志致病的认识，历代医家有不同的见解。一些医家认为，小儿年幼无知，思想单纯，无七情六欲，认为小儿无情志致病之说。但是，随着社会的发展，社会环境、生活条件、家庭环境的诸多变化，使得情志因素在儿童疾病发生、发展过程中起到越来越大的作用。

情志活动作为人体对外界事物的内心体验，它的产生是以五脏精气为物质基础，《素问·阴阳应象大论篇》："人有五脏化五气，以生喜怒悲忧恐。"不同的情志变化，会产生不同形式的气机变化，进而对内脏有不同的影响。情志异常可直接影响脏腑气机，使气滞不行，气机紊乱，或气机升降反作。而情志为病多是由于精神刺激过于强烈或过于持久，以至于个体不能调节适应，如怒则气上，悲则气消，恐则气下，惊则气乱，思则气结；喜伤心，怒伤肝，忧伤肺。过喜则心气涣散而不收，不能摄持心神。过悲则肺气郁而不宣，气化输布不足。恐惧过甚，则精气突然下降，可导致暂时性上焦不得通利，下焦精气不得上奉的病理状态，出现小便失禁等症。猝然大惊，则心神散乱，心无所倚，神无所归，心神动荡不安。思虑过度，久不得释，可导致脾胃气机升降失常，导致肝气郁结，脾气不适，出现食欲不振、食后脘闷腹胀等。王冰言"气和则神安"，只有在人的情志活动和畅的情况下气血运行才能正常，脏腑功能才能健旺。

2. 悲为肺之志

《素问·阴阳应象大论》中有"心在志为喜""肝在志为怒""脾在志为思""肺在志为忧""肾在志为恐"。"肺在志为忧"，通俗讲，肺是表达人类忧愁、悲伤的主要脏器，忧愁和悲伤均属非良性刺激的情绪反应，对于人体的重要影响是使气不断地消耗，即"悲则气消"，过度悲伤损伤肺脏，直接影响肺脏主气、司呼吸的生理机能，使肺脏的卫外防御功能受损，外邪侵袭更加容易，病邪直中肺脏，损害肺的升清与降浊功能，使得体内清气不升，浊气不降，肺失宣降，全身之气失于统摄，发为肺病。对儿童及幼儿而言，他们天真烂漫，活泼可爱，不良情绪对他们影响相对甚小，但也有一定的影响，因此，家长应加强他们的情志护理，如经常给他们讲故事，做游戏等，使他们情志和畅，乐观开朗，肺气充足，正所谓"正气存内，邪不可干"。

随着物质生活水平的提高，小儿的成长越发衣食无忧，然而因为家长工作节奏的加快，孩子精神需求始终得不到足够关注。孩童时期是人生中身体智力迅速发展的黄金时期，小儿对外界的气味、声音、温度、气候的感知事实上比成人更加敏锐细致，这提示我们在关注其饮食起居的同时更应该对他们的内心活动有所关注与理解，并进行及时疏导和调节。将中医的情志理论与中医"五脏六腑皆令人咳"理论结合，是个性化治疗、辨证论治、以人为本的体现，这对于小儿肺部疾患无论是治疗还是预防，都有重要的意义。

第四章

小儿推拿以强肺

小儿"肺常不足"，不耐寒热，易为外邪所伤，外邪或从皮毛而入，或从口鼻上受，肺皆首当其冲，导致肺病发生。那么怎样才能使肺少受外邪侵袭，使宝宝少生病呢？药王孙思邈在《备急千金要方》中记载"小儿虽无病，早起常以膏摩囟上及手足心，甚辟风寒"，说明推拿可以增强体质，避受风寒。

　　小儿推拿是以中医理论为指导，根据小儿的生理病理特点，在其体表特定穴位或部位施行特定的手法，以增强小儿身体机能和抗病能力、促进小儿生长发育为目的的一种保健方法，具有促进气血循行、经络通畅、神气安定、脏腑调和的作用，能达到祛邪治病的目的，儿科临床常用于6岁以下小儿，年龄越小，效果越好。其手法应轻快柔和，取穴和操作方法与成人有所不同，常用推、拿、揉、掐等手法，常取手部的六腑、天河水、三关，掌部的大肠、脾土、板门，背部的大椎、七节骨、龟尾，腹部的脐中、丹田等穴。作为一种良性、有序、具有双向调节保健作用的物理刺激，可对小儿机体进行全面调整，无痛苦无创伤，不良反应少，且简单易行，容易被家长和宝宝接受。

第一节　小儿推拿疗法的特点

一、穴位特殊，注重补泻

小儿推拿除了运用十四经穴及经外奇穴以外，还有许多呈点、线、面状，散在体表的特定穴位，多分布于头面和两肘下，如脾经、肝经、心经、肾经、肺经、大肠、小肠、小天心、内劳宫、板门、内八卦、三关、六腑、天河水等，其中以两手居多，正所谓"小儿百脉会于两掌"。这些特定穴位的主治作用及分布特点，给临床治疗带来了很大的方便，易为宝宝接受。

小儿推拿以严格的操作方向来决定补泻原则。根据其穴位的分布规律，手法操作可分为直线、旋推及垂直方向。如直线方向：向心方向推为补法，离心方向推为泻法，来回推为平补平泻；旋推方向：顺时针方向旋转为补，逆时针方向旋转为泻；双向旋转为平补平泻。

二、手法轻柔，注重次序

小儿肌肤娇嫩，神气怯弱，在运用推拿治病时，特别要注意手法的轻柔深透，要求轻快柔和，平稳着实。有些手法虽与成人一样，但用力一定要轻柔。在推拿时，为减轻摩擦，避免皮肤损伤，提高治疗效果，常可采用一些介质，如滑石粉、姜汁、葱汁、红花油等。

推拿时，应按顺序依次操作，以免动作零乱或遗漏穴位。总的操作顺序为：先轻手法，后重手法。轻手法为轻刺激的手法，如推、揉、运等手法；重手法为强刺激的手法，如掐、捏、拿等法。在操作的部位上，一般是先头面，次上肢，再下肢，最后是胸腹腰背，当然，在治疗时可根据取穴主次及患儿的具体情况，灵活掌握。

三、重视五经，补泻分明

五经穴居小儿五指末节螺纹面，自拇指至小指依次为脾、肝、心、肺、肾经。小儿推拿临床治疗中，对于不同的病证常常需要采用脏腑辨证与八纲辨证相结合的方法，根据各类疾病的不同症状、不同病因，将之归属于某一脏、某一腑，然后取与五经相对应的某一经作为主穴来进行治疗。当然，在确定取哪一经后，还须采用八纲辨证，辨其寒热虚实，而后采用或温或清、或补或泻等不同的具体治法。

小儿推拿还十分重视和强调手法的补泻，尤其是对于五经的操作，必须补泻分明。小儿疾病以实证或虚中夹实之证居多，纯虚者较为少见，小儿虽然有"脾常不足""肺脏娇嫩"之特点，但虚中常常兼夹实邪。况且小儿为"纯阳之体"，生机旺盛，易趋康复，所以多用清法，或补后加清。但是，并非只有补泻两法，其是在补泻操作的基础上，结合各穴位的特点，才能产生各种作用。因此，小儿推拿既以补泻为主，又是八法皆备。

四、调理体质，强身防病

体质是在先天遗传和后天获得的基础上，表现出的形态结构、生理与心理机能等方面综合的、相对稳定的特质。这种特质决定着人体对某种致病因子的易感性及其病变类型的倾向性，体质的差异性受到先天因素与多种后天因素共同作用的影响，通过推拿可以达到纠正偏颇体质，调质抗邪、调质防病、调质防变的作用。

五、操作简单，经济实用

小儿推拿是一种自然疗法，不需要任何器械、药品及医疗设备，只是依靠家长的双手在小儿体表部位施行手法，即可达到防治疾病的目的，且易被宝宝接受。它不受医疗条件的限制，随时随地都可以实施。

第二节　小儿推拿的作用机理

小儿推拿通过手法作用于宝宝体表的特定穴位或部位，来调节机体生理病理状态以达到增强体质、防治疾病的目的，其基本作用为平衡阴阳、调理脏腑、行气活血、扶正祛邪。现代研究显示，推拿对人体各系统的生理功能均具有良性的调整作用。各种手法不仅是一种机械性的刺激，直接对人体局部发挥作用，同时这种刺激还可以转化成不同的能量和信息，通过神经、体液等系统的传递，对人体的神经、循环、消化、泌尿、免疫、内分泌、运动系统等都产生重要影响。

一、推拿手法本身的作用机理

手法对人体体表直接刺激，可促进气血的运行；对机体体表做功，可产生热效应，加速气血的流动。此外推拿手法本身还有补泻作用，不同的手法，刺激人体某一部位，人体气血津液、经络脏腑会产生不同的变化。

二、推拿与经络、腧穴相结合的作用机理

推拿手法通过作用于人体体表的经络、腧穴对机体生理、病理产生影响，是儿童推拿治疗疾病的主要原理。人体的五脏六腑、四肢百骸、皮肉筋骨等组织器官通过经络系统

的联络沟通保持相对的协调与统一，从而完成正常的生理活动。小儿推拿通过利用经络的联络脏腑、沟通内外的功能，运用手法对腧穴的刺激，可以起到调和气血、疏通经络的作用，从而达到阴阳和平，脏腑调和的目的。

儿童推拿的穴位不仅有经穴、经外奇穴、经验穴、阿是穴等，还有部分穴位为儿童推拿所特有的，称为特定穴。这些特定穴多呈面状分布，且直接作用于皮肤，因此与十二皮部的关系密切。十二皮部是十二经脉功能活动反映于体表的部位，也是络脉之气输注和布散的地方。推拿皮部既能预防疾病，又能祛邪外出，达到防治疾病的目的。

三、小儿推拿对人体的调节作用

1. 阴平阳秘，精神乃治　疾病的发生、发展、变化的根本原因为阴阳失调，因此治疗疾病的基本法则就是调整阴阳平衡。如《素问·生气通天论篇》中记载："阴平阳秘，精神乃治。"小儿保健推拿通过运用不同的手法，作用于特定穴位，经气血、经络等影响到相应脏器及其他部位，从而改变人体内部阴阳失调的病理状态，达到恢复阴阳平衡的目的。

2. 补虚泻实，调理脏腑　脏腑病变的基本机制是气血的运行失调，因此治疗时应以恢复气机的正常升降出入为基本原则。如《素问·至真要大论篇》曰："疏其血气，令其调达而致和平。"小儿推拿运用按摩手法作用于人体某一部位，通过经络的联系，使体内相应的脏腑产生相应的生理变化，补虚泻实，以达到调理脏腑的目的。

3. 行气活血，增强体质　小儿推拿有行气活血的功效。家长可通过摩腹促进宝宝胃的通降功能，通过揉、按脾俞、胃俞等增强宝宝脾胃功能，加强气血的运行。通过按揉肝俞、清肝经等方法来疏肝理气。此外，在宝宝四肢和背部搓、揉等可直接行气活血。

　　小儿保健推拿通过平衡阴阳、调理脏腑、行气活血等作用可使宝宝阴阳平衡、气血调和、经络通畅，正气充足，从而使机体抗病能力和自然修复能力均提高，达到扶正祛邪、恢复健康的目的。

第三节　小儿推拿的适应证及禁忌证

　　小儿推拿适应对象一般是 6 岁以下的小儿，尤其适用于 3 岁以下的婴幼儿。适应证较广，常用于治疗呼吸系统疾病，如感冒、咳嗽、发热、支气管炎、咽炎、哮喘等以及消化系统疾病等其他系统疾病。小儿推拿不仅可以治疗疾病，还可以促进儿童生长发育、健脑益智、调理体质、预防感冒等。

　　虽然小儿推拿疗法治疗范围广泛，效果良好，但也有一些情况不适合使用，家长须了解，如：宝宝虽有严重症状但诊断不明确的疾病应慎用；患有皮肤病，皮肤有破损（发生烧伤、烫伤、擦伤、裂伤等）、疥疮、皮炎、疔疮、疖肿、脓肿、不明肿块，以及有伤口瘢痕等；有急性传染病，如猩红热、水痘、病毒性肝炎、肺结核、梅毒等；有出血倾向的疾病（血小板减少性紫癜、白血病、血友病、再生障碍性贫血等），以及正在出血部位应该禁用推拿手法，防止手法刺激后导致再次出血或出血加重；骨与关节结核和化脓性关节炎，以及可能存在肿瘤、外伤、骨折、骨头脱位等局部应避免推拿；极度虚弱的危重病及严重心、肺、肝、肾等脏器疾病。

　　小儿的病理特点为发病容易、传变迅速，治疗不当或不及时会影响疾病的愈后转归，故必要时推拿须配合内治法协同治疗。此外，在小儿推拿治疗的过程中家长也要注意手法的力度、方向等，如果应用不当也会出现一些意外和危险，因此家长应熟练掌握小儿推拿手法，才能保证小儿推拿的安全性和有效性。

第四节　小儿推拿的常用手法

　　小儿推拿手法既有与成人推拿手法相同之处，又有其独立于成人推拿手法之外的特殊操作方法。小儿推拿手法包括单式和复式手法两种。单式手法是最常用的基础手法，复式操作手法是一种组合式手法操作，为小儿推拿所特有，其理论基础源于小儿特定穴。由于小儿生理病理特点决定了小儿推拿手法必须做到轻快柔和，平稳着实，补泻分明。

一、推法

　　以拇指或食、中两指的螺纹面着力，附着在患儿体表一定的穴位或部位上，做单方向的直线或环旋移动，称为推法。可补虚泻实，消积导滞，健脾和胃。临床上根据操作方向的不同，可分为直推法、旋推法、分推法、合推法。

（一）操作方法

　　1. 直推法　家长用拇指桡侧面或指面，或食、中两指指面在穴位上做直线推动（图 4-1）。

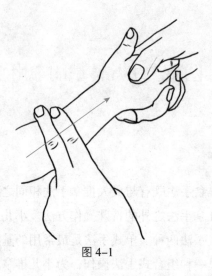

图 4-1

2. 旋推法 以拇指指面在穴位上做顺时针方向的旋转推动（图 4-2）。

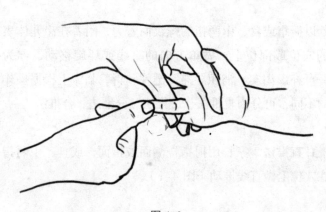

图 4-2

3. 分推法 用两手拇指桡侧面或指面，或食、中二指指面自穴位中间向两旁方向推动（图 4-3）。

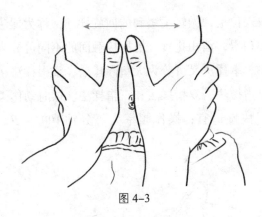

图 4-3

4. 合推法 用两手拇指桡侧面或指面，或食、中二指指面从穴位两端向中间推动（图 4-4）。

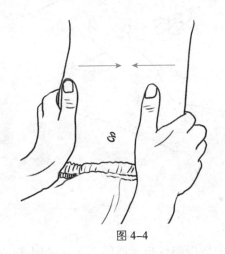

图 4-4

（二）操作要求

用力应柔和，平稳均匀；操作频率为每分钟 100～300 次。

二、揉法

用手掌大鱼际、掌根部分或手指螺纹面部分，吸定于一定部位或穴位上，做轻柔缓和的回旋揉动，称为揉法。其作用可健脾和胃，消积化食。根据接触面的不同可分为掌揉法和指揉法。掌揉法又可分为大鱼际揉法、掌根揉法；指揉法又分为单指揉法、双指揉法和三指揉法。揉时动作柔和，用力均匀，快慢适宜；操作频率为每分钟100～200次（图4-5）。

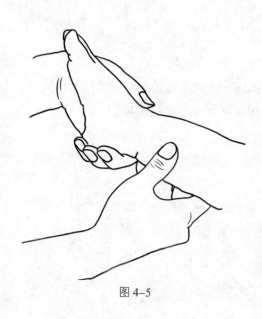

图 4-5

三、按法

　　用拇指、中指指端或指面或手掌按住一定部位或穴位，逐渐用力下压，按而留之，称为按法。其作用可镇静安神，疏经活络。分指按法和掌按法，以手指着力的称指按法，以掌面着力的称掌按法。按时应徐徐用力，稳而持续（图4-6）。

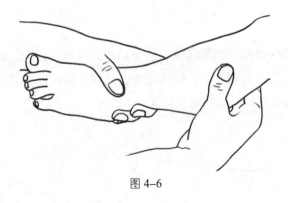

图 4-6

四、摩法

用手掌面或食、中、无名指指面附着在体表一定部位，以腕关节连同前臂做环形而有节律的抚摩，称为摩法。可宽胸理气，清热化痰，和胃降逆，消积导滞。

摩法分指摩法和掌摩法，以指面着力的称指摩法，以掌面着力的称掌摩法。采用摩法时要求手法轻柔，用力均匀；操作频率为每分钟 120 ～ 160 次（图 4-7）。

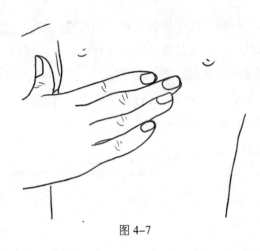

图 4-7

五、掐法

用拇指指甲刺激穴位，称为掐法，可醒神开窍。操作时用拇指指甲重刺穴位，逐渐用力，切忌掐破皮肤，且掐后轻揉局部以缓解不适；每次掐 3 ～ 5 次（图 4-8）。

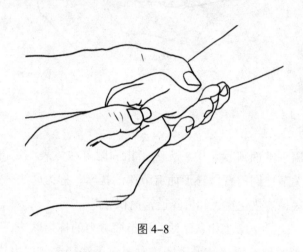

图 4-8

六、捏法

用拇指桡侧缘顶住皮肤，食、中二指前按，三指同时用力提拿肌肤，双手交替捻动向前推行；或食指屈曲，用食指中节桡侧缘顶住皮肤，拇指前按，二指同时用力提拿肌肤，双手交替捻动向前推行。可行气活血，疏通经络。操作时用力适当，不可拧转（图 4-9）。

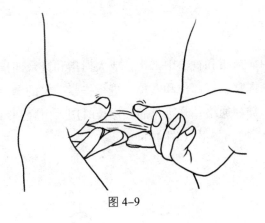

图 4-9

七、运法

用拇指螺纹面或中指螺纹面由此穴向彼穴或在穴周做弧形或环形推动，称为运法，又称运推法。可调和气血，疏通经络。操作时宜轻不宜重，宜缓不宜急；操作频率为每分钟80～100次（图4-10）。

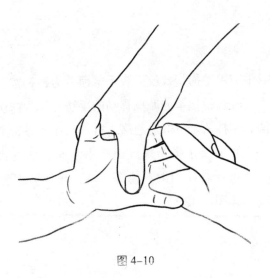

图 4-10

八、拿法

用大拇指和食、中二指，或大拇指和其余四指做对称性用力，提拿一定部位和穴位，进行一紧一松的拿捏。可祛风散寒，舒筋通络，开窍止痛。操作时用力由轻到重，每部位或穴位拿1～3次（图4-11）。

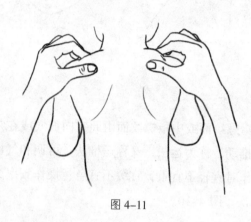

图 4-11

九、抹法

用双手或单手拇指螺纹面或手掌面着力，轻按于治疗部位，沿直线轻轻地做单向摩擦移动的手法，称为抹法。可分为指抹法和掌抹法。可舒筋通络，行气活血，开窍醒神，疏风明目。操作时要求拇指螺纹面或手掌面紧贴皮肤，切忌擦破皮肤，可配合使用滑石粉等介质；操作频率为每分钟60～120次（图4-12）。

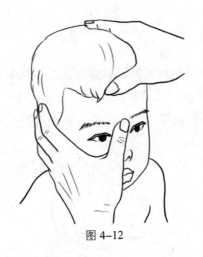

图 4-12

十、捣法

以腕、指间关节着力，用中指端或食、中指屈曲的指间关节做有节奏地叩击穴位的手法，相当于指击法。可舒筋通络，镇静安神。操作时要求发力要稳，有弹性（图4-13）。

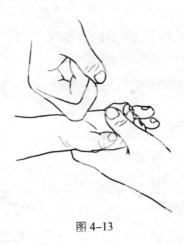

图 4-13

十一、擦法

用指、掌紧贴一定部位做快速直线往返摩擦。小儿推拿中常使用掌擦法、大鱼际擦法和小鱼际擦法。可活血通络，温经散寒。操作时要求擦至宝宝皮肤局部微红为度，切忌擦破皮肤（图4-14）。

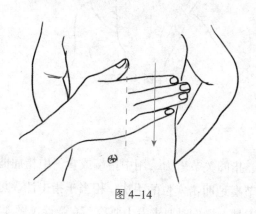

图4-14

十二、搓法

以双手掌心贴于一定部位，相对交替用力进行反方向的来回快速搓动或搓摩，同时进行上下往返移动，称为搓法。可疏肝理气，舒筋活络。操作时要求动作对称而均匀，柔和而适中；搓动要快，移动要慢；切忌用力生硬，以免搓伤皮肤与筋脉（图4-15）。

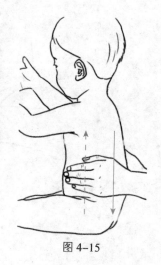

图4-15

第五节　小儿强肺保健常用穴位及操作手法

一、头面部穴位

（一）天门（攒竹）

1. 位置　两眉中间至前发际成一直线。

2. 操作方法　以两拇指自下而上（即从眉心至前发际）交替直推，称开天门，又称推攒竹。每次30～50次（图4-16）。

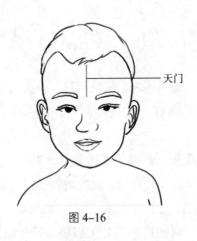

天门

图 4-16

3. 功效　疏风解表，开窍醒神，镇静安神。

4. 主治　感冒、发热、头痛、烦躁不宁、惊惕不安等。

5. 临床应用　用于外感发热、头痛等症，多配合推坎宫、推揉太阳、揉耳后高骨等。

（二）坎宫

1. 位置　自眉头起沿眉向眉梢成一横线。

2. 操作方法　以两拇指自眉心向眉梢作分推，并以其余四指放于头部两侧以固定之，称推坎宫，亦称分（头）阴阳。每次30～50次（图4-17）。

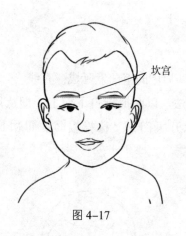

坎宫

图4-17

3. 功效　疏风解表，醒脑明目，止头痛。

4. 主治　感冒、发热、头痛、目赤痛、烦躁不安、惊风等。

5. 临床应用　若用于外感发热、头痛，多与开天门、推揉太阳、揉耳后高骨合用，此为治外感四大常用手法。

（三）太阳

1. 位置　眉梢后凹陷处（眉梢与目外眦之间，向后约1寸凹陷处）（图4-18）。

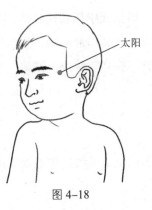

图 4-18

2. 操作方法 以两拇指桡侧自前向后直推，称推太阳；或用中指指端揉之，称揉太阳或运太阳（向眼睛方向揉为补，向耳方向揉为泻）。每次 30 ～ 50 次。

3. 功效 疏风解表，清热明目，止头痛。

4. 主治 感冒、发热、头痛、目赤痛、口眼喎斜等。

5. 临床应用 主要用于外感表证。若外感表实证兼有头痛者，用泻法；若外感表虚证或内伤头痛则用补法。

（四）耳后高骨

1. 位置 耳后乳突下凹陷处（图 4-19）。

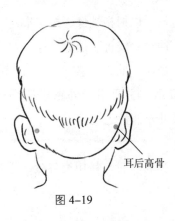

耳后高骨

图 4-19

2. 操作方法　拇指或中指端揉局部。每次 30～50 次。

3. 功效　解表发汗，镇静除烦，止头痛。

4. 主治　感冒、头痛、惊风、抽搐、烦躁不安。

5. 临床应用　主要用于外感表证出现头痛、抽搐、烦躁。

（五）印堂（眉心）

1. 位置　两眉内侧端连线的中点处（图 4-20）。

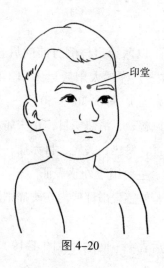

图 4-20

2. 操作方法　以拇指端揉、按印堂穴。每次 20～30 次。

3. 功效　通窍、安神、镇惊。

4. 主治　惊风、抽搐、感冒、头痛、近视。

5. 临床应用　主要用于外感表证出现头痛、鼻塞、惊风、抽搐以及儿童假性近视。

（六）鼻通穴（上迎香）

1. 位置　鼻翼软骨与鼻甲交界处，近鼻唇沟上端处（图 4-21）。

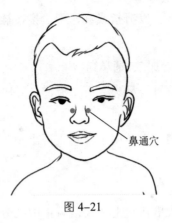

图 4-21

2. 操作方法　以拇指或食指、中指按揉两侧穴位。每次
20～30 次。

3. 功效　宣肺气、通鼻窍。

4. 主治　感冒、鼻炎、鼻塞流涕、呼吸不畅。

5. 临床应用　主要用于外感表证出现头痛、鼻塞、
鼻炎。

（七）迎香

1. 位置　鼻翼外缘中点旁，当鼻唇沟处（图 4-22）。

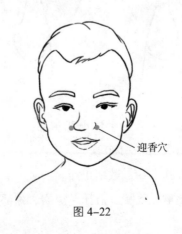

图 4-22

2. 操作方法　以拇指或食、中二指按揉两侧穴位。每次 20～30 次。

3. 功效　宣肺气、通鼻窍。

4. 主治　感冒、鼻炎、鼻塞流涕、呼吸不畅、面瘫、口眼㖞斜。

5. 临床应用　主要用于外感表证出现头痛、鼻塞、鼻炎及面部瘫痪。

（八）颈百劳

1. 位置　大椎穴直上 2 穴，后正中线旁开 1 寸，左右各一个（即第五颈椎棘突下，旁开 1 寸）（图 4-23）。

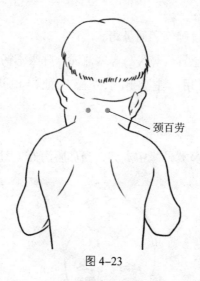

颈百劳

图 4-23

2. 操作方法　术者一手扶小儿头部，一手用拇指、食指在穴上按揉。每次 50～100 次。

3. 功效　宣肺平喘，散结止汗。

4. 主治　咳嗽、气喘、盗汗、瘰疬、颈部疼痛。

5.临床应用 为经外奇穴，常用来治疗支气管炎、支气管哮喘、百日咳及局部颈、背部不适，以及自汗、盗汗、瘰疬等。

（九）风池

1.位置 后发际下大筋外侧凹陷中（图4-24）。

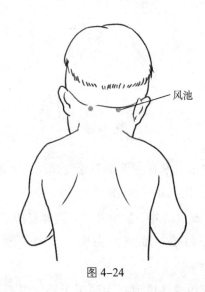

风池

图4-24

2.操作方法 术者一手扶小儿头部，一手用拇指、食指在穴上按揉。每次20～50次。

3.功效 疏风解表，发汗，明目。

4.主治 感冒、咳嗽、气喘。

5.临床应用 揉风池主要用于头痛、感冒，发热，颈项强痛、目视不清。临床多与风府、风门等穴配合应用。

（十）风府

1.位置 后发际正中直上1寸，项后正中凹陷处（图4-25）。

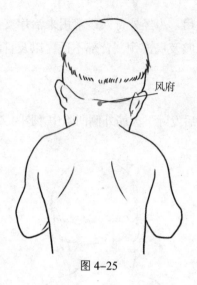

风府

图 4-25

2. 操作方法 术者一手扶小儿头部，一手用拇指、食指在穴上按揉。每次 20 ～ 50 次。

3. 功效 疏风解表，醒脑开窍，镇静安神。

4. 主治 高热、惊风、头痛、头晕，颈项强痛、癫痫等。

5. 临床应用 揉风池府主要用于感冒引起头痛、头晕、发热，颈项强痛，临床多与风池、风门等穴配合应用。亦可治疗小儿癫痫。

（十一）头项之交

1. 位置 头项之交即风池、风府所在连线。

2. 操作方法 一手扶小儿前额，一手小鱼际横置于风池、风府所在位置，快速来回擦动，边擦边移动，先擦一侧，再擦正后方，再到另一侧，直至擦遍整个枕部及侧方，透热为度。每次横擦 30 秒～ 1 分钟。

3. 功效 祛风散寒，发汗解表，通窍止涕。

4. 主治　感冒引起发热、头痛、鼻塞、流涕等。

5. 临床应用

（1）风池穴、风府穴，为外邪易于侵犯的部位，通过"运"即擦揉风池、风府穴及其连线，可以治疗小儿一切外感引起的发热、头痛、鼻塞、咽痛等感冒症状。

（2）风池穴、风府穴具有明目、安神作用，对于小儿假性近视、视疲劳有良好效果；安神醒脑作用可用于小儿发热引起惊厥及睡眠不安；亦可用于治疗由于局部感受风邪引起颈部僵硬。

二、背部穴位

（一）大椎

1. 位置　在后正中线，当第 7 颈椎棘突下与第一胸椎棘突之间凹陷处（图 4-26）。

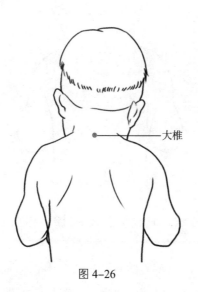

大椎

图 4-26

2. 操作方法　中指端揉，称揉大椎。每次 30～50 次。

3. 功效　清热解表，通经活络。

4. 主治　发热、项强、咳嗽。

5. 临床应用　揉大椎有清热解表的作用，主要用于感冒、发热、项强等病症。此穴外用提捏法，以屈曲的食、中两指蘸清水在穴位上提捏，至局部皮下出现轻度瘀血为止，对百日咳有一定疗效。

（二）定喘

1. 位置　在后正中线，当第 7 颈椎棘突下（大椎穴）旁开 0.5 寸（图 4-27）。

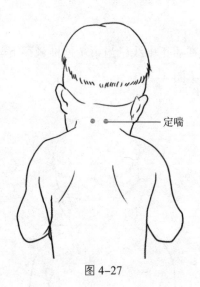

定喘

图 4-27

2. 操作方法　食、中指端按揉，称按揉定喘。每次 30～50 次。

3. 功效　疏风解表散寒，宣肺止咳平喘。

4. 主治　外感风寒，咳嗽、气喘及腰背部疼痛。

5. 临床应用 按揉定喘穴对于支气管炎、支气管哮喘及百日咳具有明显的止咳平喘效果。对于局部肩关节疾病及腰背痛也具有一定的治疗效果。

（三）风门

1. 位置 第2胸椎棘突下，督脉旁开1.5寸（图4-28）。

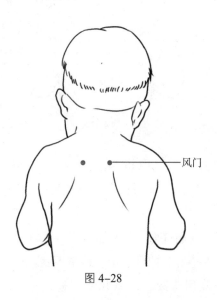

图4-28

2. 操作方法 食、中两指并拢以指端揉，称揉风门。每次20～30次。

3. 功效 解表散寒，疏通经络。

4. 主治 感冒、咳嗽、气喘。

5. 临床应用 揉风门主要用于外感风寒，咳嗽气喘。临床上多与清肺经、揉肺俞、推揉膻中等配合应用。

（四）肩井

1. 位置 大椎与肩峰连线中点的筋肉处（图4-29）。

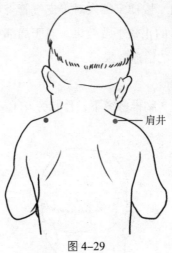

肩井

图 4-29

2. 操作方法 用拇指与食、中二指对称用力提拿肩井，称拿肩井；用指端按其穴位称按肩井。每次拿 5 次，按 30 ~ 50 次。

3. 功效 疏通气血，发汗解表。

4. 主治 感冒、惊厥、上肢抬举不利。

5. 临床应用 按、拿肩井能宣通气血，发汗解表。多为临床上的结束手法，也可以用于治疗感冒、上肢臂痛等病症。

（五）肺俞

1. 位置 第 3 胸椎棘突下，督脉旁开 1.5 寸（图 4-30）。

2. 操作方法 用两拇指或食、中两指端揉，称揉肺俞；两拇指分别自肩胛骨内缘从上向下推动，称推肺俞或分推肩胛骨。每次揉 50 ~ 100 次，推 100 ~ 300 次。

3. 功效 调肺气，补虚损，止咳嗽。

4. 主治 喘咳、痰鸣、胸闷、胸痛、发热等。

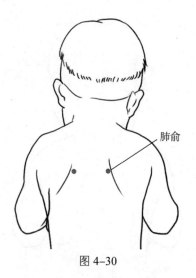

肺俞

图 4-30

5. 临床应用　肺俞穴是肺的背俞穴是治疗肺脏疾病的要穴。揉肺俞、分推肺俞能调肺气，补虚损，止咳嗽，多用于呼吸系统疾病。如久咳不愈，按揉肺俞时加沾少许盐粉，效果更好。

（六）膏肓

1. 位置　在后正中线，当第 4 颈胸椎棘突下旁开 3 寸（图 4-31）。

2. 操作方法　拇指或食指端按揉，称按揉膏肓。每次30 ～ 50 次。

3. 功效　宣肺，止咳平喘，补虚。

4. 主治　咳嗽、气喘、肺痨（肺结核）、健忘、遗精等。

5. 临床应用　按揉膏肓穴对于支气管炎、支气管哮喘及肺结核具有补肺止咳平喘效果。其具有补虚作用，可用于治疗肾虚出现健忘、遗精等。

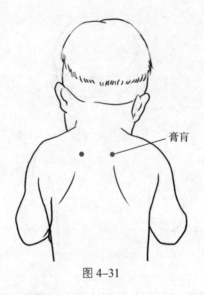

膏肓

图 4-31

（七）脾俞

1. 位置　第 11 胸椎棘突下，督脉旁开 1.5 寸（图 4-32）。

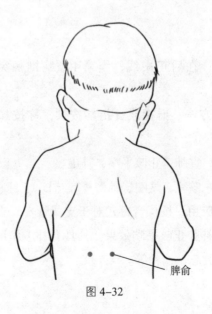

脾俞

图 4-32

2. 操作方法　用揉法，称揉脾俞。每次 50 ～ 100 次。

3. 功效　健脾胃，助运化，祛水湿。

4. 主治　呕吐、腹泻、疳积、食欲缺乏、痰多咳嗽、黄疸、水肿、慢惊风、四肢乏力等。

5. 临床应用　揉脾俞能健脾胃，助运化，祛水湿。常治疗脾胃虚弱、乳食内伤、消化不良，痰多咳嗽等证，多与推脾经、按揉足三里等合用。

（八）肾俞

1. 位置　第 2 腰椎棘突下，督脉旁开 1.5 寸（图 4-33）。

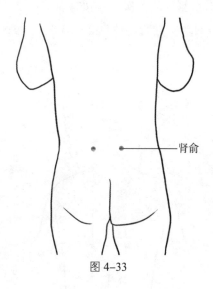

肾俞

图 4-33

2. 操作方法　用揉法，称揉肾俞。每次 50 ～ 100 次。

3. 功效　温阳止泻，纳气平喘。

4. 主治　腹泻、便秘、少腹痛、下肢痿软无力、哮喘等。

5. 临床应用　揉肾俞能滋阴壮阳，补益肾元，常用于肾虚腹泻，肾虚哮喘，或阴虚便秘，或下肢瘫痪等症，多与揉上马、补脾经，或推三关等合用。

（九）脊柱

1.位置 脊背部督脉和足太阳膀胱经（图4–34）。

2.操作方法 有推脊、捏脊和按脊之分，本书重点介绍捏脊。手握空拳，拇指指腹与屈曲的食指桡侧部对合，挟持肌肤，拇指在前，食指在后。然后拇指向后捻动，食指向前推动。两手沿脊柱两旁，由下而上连续地挟捏肌肤，边捏边向前推进，自尾骶部开始，一直捏到项枕部大椎穴为止，空腹为宜。每次重复3～5次，再按揉肾俞穴2～3次。每日1次，7～10日为一疗程，休息2～3天。

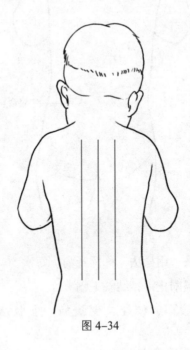

图4–34

3.功效 补益气血，调和阴阳，通调督脉，疏通气机。

4. 主治 常用于治疗小儿反复呼吸道感染、厌食、积滞、疳证、腹泻等病证。

5. 临床应用

（1）强身健体，预防保健，提高免疫能力：捏脊疗法为儿科常用的治疗方法，疗法简单易行痛苦小，无副作用，广泛用于小儿保健。

（2）健脾和胃，消食导滞：通过捏脊能够有效地促进饮食的消化，对于小儿厌食、积滞、消化不良等消化系统疾病都可以通过捏脊来调理。另对于由于脾胃不和引起地小儿夜啼、睡眠不安亦有良好效果。

（3）健脾理肺，调和阴阳：捏脊能够刺激人体后背正中督脉及两边的膀胱经，通过补脾理肺气，达到强肺目的，从而能减少呼吸系统的发生。

（4）补肾止遗，强卫止汗：捏脊能够强加肺脾，同时按揉肾俞穴能够起到补肾作用，可用于小儿遗尿、多汗。现代医学角度认为，通过捏脊能够刺激人体脊柱两侧的自主神经节，起到防治遗尿、止汗的作用。

6. 注意事项 小儿捏脊手法的基本要求：均匀、柔和、轻快、持久。一般情况下，小儿捏脊一次总的时间为10～20分钟。但是由于病情和小儿年龄的不同，在次数和时间上也有一定的差别。年龄大、病情重，捏脊次数多，时间相对长。反之，次数少，时间短。一般每日1次，重症每日2次。需长时间治疗的慢性病7～10天为1个疗程。1个疗程结束后，可休息2～3天，然后进行下一个疗程的治疗。捏脊时穴位可以相对治疗时少取，刺激程度应略低，时间可以保持在15分钟左右。

三、胸腹部穴位

（一）天突

1. 位置　胸骨上窝正中，正坐仰头取穴（图 4-35）。

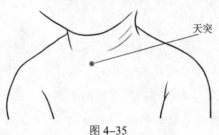

天突

图 4-35

2. 操作方法　有按揉天突、点天突、捏挤天突之分。用中指端按或揉，称按天突或揉天突；以食指或中指端微屈，向下用力点，称点天突；若用两手拇、食指相对捏挤天突穴，至皮下瘀血呈红紫色为度，称捏挤天突。每次按揉10 ～ 30 次；点 3 ～ 5 次。

3. 功效　理气化痰，降逆平喘，清利咽喉，降逆止呕。

4. 主治　痰壅气急、咳喘胸闷、恶心呕吐等。

5. 临床应用　主要用于喉痒咳嗽，咽喉肿痛，喘息，呕吐等。

（二）膻中

1. 位置　两乳头连线中点，胸骨中线上，平第 4 肋间隙（图 4-36）。

2. 操作方法　中指指端揉称揉膻中；两拇指自穴中向两旁分推至乳头名分推膻中；用食、中指自胸骨切迹向下推至剑突，名推膻中。每次揉或推 50 ～ 100 次。

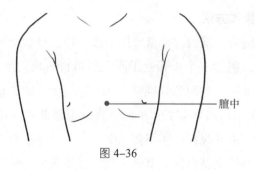

图 4-36

3. 功效 宽胸理气，止咳化痰。

4. 主治 胸闷、吐逆、咳喘、痰鸣等。

5. 临床应用 膻中穴在人前胸的两乳之间，位置邻近心脏，也叫开心穴，可以宽胸理气、止咳化痰，按揉还会起到振奋心阳的作用。孩子如果是由于受寒引起的咳嗽，振奋心阳本身就可以化痰。治疗呕吐，呃逆，嗳气，常与运内八卦、横纹推向板门、分腹阴阳等合用；治疗喘咳常与推肺经、揉肺俞等合用；治疗吐痰不利常与揉天突、按弦走搓摩、按揉丰隆等合用。

（三）璇玑

1. 位置 胸部、腹部，璇玑穴位于天突穴（胸骨上窝处）下1寸，胸骨柄中央（图4-37）。

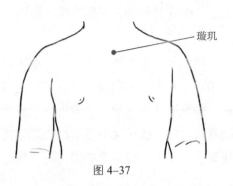

图 4-37

2. 操作方法

　　沿胸肋分推后，再自鸠尾向脐直推，最后摩腹部，称为开璇玑，包括五个步骤：①两手拇指自璇玑穴沿胸肋间隙，自上而下向左右两旁分推至季肋；②用食、中二指自鸠尾穴（脐上 7 寸，剑突下半寸）向下直推至脐部；③用摩揉复合手法摩拿患儿腹部；④用食、中二指从脐部推至小腹；⑤最后两手拇指交替直推七节骨（位于腰骶正中，命门至尾骨端一线），每次各 50 ～ 100 次（图 4-38）。

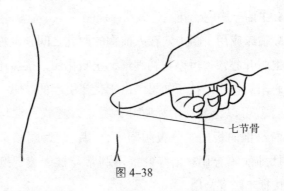

七节骨

图 4-38

3. 功效　宣通气机，止咳化痰，降逆止呕，消食止泻。

4. 主治

（1）气急、胸闷、痰喘等肺系疾病。

（2）呃逆、呕吐、积食、腹部胀满、腹泻、便秘等脾胃疾病。

5. 临床应用　常用于痰邪壅盛、食积不化引起的胸闷气促、咳痰不畅、食积腹痛、积滞胀满、呕吐、泄泻、发热不退等实热证。临证操作时直推七节骨可根据病证虚实的不同选用不同的直推方向。推下七节骨具有泻热通便的作用，常用于实证便秘；推上七节骨具有温阳止泻作用，常用于脾虚泄泻。

（四）胁肋

1.位置　从腋下两胁至天枢穴处（图 4-39）。

2.操作方法　以两手掌从两侧腋下搓磨至天枢穴处，称搓摩胁肋，又称为按弦走搓摩。每次 50 ～ 100 次。

3.功效　顺气化痰，除胸闷，开积聚。

4.主治　胸闷、痰喘、腹胀等。

5.临床应用　搓摩胁肋常用于治疗小儿因食积、痰壅、气逆所致的胸闷、痰喘、腹胀等病症。

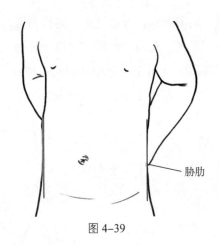

胁肋

图 4-39

（五）神阙（脐）

1.位置　肚脐（图 4-40）。

2.操作方法　用中指端或掌根揉，称揉脐；指摩或掌摩称摩脐；用拇指和食、中两指抓住肚脐抖揉，亦称揉脐。每次揉 100 ～ 300 次，摩 5 分钟。

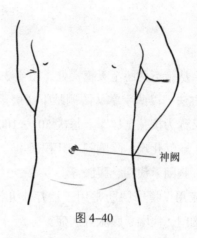

图 4-40

3. 功效 温阳散寒，补益气血，健脾和胃，消食导滞。

4. 主治 腹胀、腹痛、食积、便秘、肠鸣、吐泻。

5. 临床应用 常用于治疗小儿腹泻、便秘、腹痛、疳积等症，多与摩腹、推上七节骨、揉龟尾同用，简称"龟尾七节，摩腹揉脐"。

（六）天枢

1. 位置 脐旁 2 寸（图 4-41）。

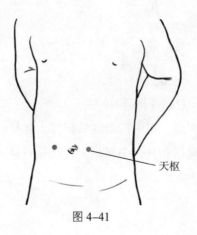

图 4-41

2. 操作方法 患儿仰卧位，用食、中指端按揉左右二穴，称揉天枢。每次 50 ～ 100 次。

3. 功效 疏调大肠，理气消滞。

4. 主治 腹泻、便秘、腹胀、腹痛、食积不化。

5. 临床应用 常用于治疗小儿腹泻、便秘、腹胀、腹痛、疳积等证，多与摩腹、推上七节骨、揉龟尾同用，简称"龟尾七节，摩腹揉脐"。

四、四肢部穴位

（一）肺经

1. 位置 双手无名指末节螺纹面（图 4-42）。

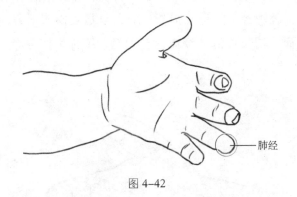

肺经

图 4-42

2. 操作方法 旋推无名指末节螺纹面，称补肺经；自指根向指尖方向直推螺纹面，称清肺经。每次 300 ～ 500 次。

3. 功效 清肺经能宣肺清热，疏风解表，化痰止咳；补肺经能补益肺气。

4. 主治 感冒、发热、咳喘、自汗等。

5. 临床应用

（1）清肺经主治感冒、咳嗽、气喘、痰鸣等肺经实热证，多与清天河水、运内八卦、按揉天突、推揉膻中、分推肺俞等合用。

（2）补肺经主治肺气虚所致的咳嗽、汗出、气短等症，常与补脾经、补肾经、推三关、推揉膻中、揉肺俞、按揉足三里等合用。

（二）脾经

1. 位置　双手拇指末节螺纹面或拇指桡侧缘从指端至指根（图 4-43）。

2. 操作方法　用拇指旋推患儿拇指螺纹面；或将患儿手指屈曲，以拇指螺纹面循患儿拇指桡侧缘向指间关节横纹直推，称补脾经。将患儿拇指伸直，自指尖向指根方向直推螺纹面为清，称清脾经或清补脾经，统称为推脾经。每次300～500次。

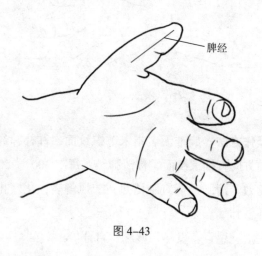

脾经

图 4-43

3. 功效　脾属土，肺属金，属中医"补土生金"之法。

补脾经能健脾胃，补气血，从而达到强健肺气。

4. 主治 体虚、厌食、腹泻、便秘、疳积、呕吐、痰喘、斑疹透出不畅等。

5. 临床应用 补脾经主治脾胃虚弱，气血不足所致的食欲不振、消化不良、疳积、腹泻、咳喘等症，多与揉中脘、摩腹、按揉足三里、揉脾俞、捏脊等合用。中医认为"虚则补其母"，即通过补脾气达到补肺气之功效，在中医五行关系，脾属土生金，肺为金，达到补土生金。

（1）补脾经主治脾胃虚弱，气血不足所致的食欲不振、消化不良、疳积、腹泻、咳喘等症，多与揉中脘、摩腹、按揉足三里、揉脾俞、捏脊等合用。

（2）小儿体虚，正气不足，患斑疹热病时，推补脾经可助隐疹透出，但手法宜快，用力宜重。

（三）外劳宫

1. 位置 位于掌背，第三、四掌骨歧缝间，与内劳宫相对处（图4-44）。

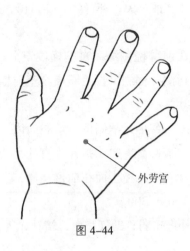

外劳宫

图4-44

2. 操作方法

用拇指或中指指端按揉外劳宫穴，称揉外劳宫。家长一手持小儿4指令掌背向上，另一手中指端揉小儿掌背第三、第四掌骨歧缝间凹陷中穴处。每次100～300次。

3. 功效 本穴性温，为温阳散寒，升阳举陷佳穴，能发汗解表。按揉外劳宫主要用于一切寒证。

4. 主治 受寒感冒，流清鼻涕，腹痛，腹胀，肠鸣，厌食，腹泻，消化不良，面黄肌瘦，四肢清冷，寒痢，脱肛，遗尿，疝气等。

5. 临床应用

（1）温里散寒，温经止痛：用于头昏头痛、恶寒肢冷、清涕不止、耳道塞闭，以及完谷不化、心腹冷痛、肠鸣、神疲、遗尿等。出疹时可揉外劳宫，配合清肺平肝、清天河水来透发痘疹。

（2）升提气机，固脱固液固表：用于脾胃气虚、脱肛、久泻、久痢、汗出不止、流涎、小便清长、遗尿等，故临床上多配合补脾经、推三关、补肾经、揉丹田、揉二马等。

（四）三关

1. 位置 在前臂桡侧缘，自腕横纹至肘横纹成一直线。也就是前臂拇指侧（桡侧）自手腕横纹至肘横纹之间的一条直线（图4-45）。

2. 操作方法 令小儿掌侧位，掌心向内。操作者左手托住小儿尺侧腕关节，食、中二指并拢直托小儿前臂，以右手拇指或并拢的食、中二指指面在前臂桡侧，由腕横纹起推至肘横纹。每次100～300次。

3. 功效 补虚扶弱，助气和血，培补元气，温阳散寒。

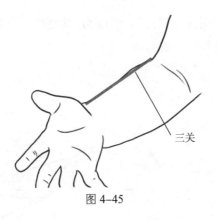

三关

图 4-45

4. 主治 小儿一切虚寒病症，如营养不良性贫血，黄疸，瘫痪，痘疹欲出不透，下肢痿软（婴儿瘫），疮疖（无脓期，有助化脓），手足凉等。

5. 临床应用

（1）退热：三关穴，别名大三关，出自陈氏《小儿按摩经》："一掐心经，二掐劳宫，推上三关，发热出汗用之。"说明三关是可以用于退热的。

（2）温阳散寒：在《小儿推拿广意》中记载："推上三关，推之通血气、发汗。"三关穴性偏于温。

（3）止咳：三关穴治疗咳嗽的效果也非常不错，因为按《推拿三字经》中对三关穴位的定位，三关是位于前臂手太阴肺经的路线，而手太阴肺经上的穴位基本都有止咳的功效，推拿三关时同样也起到了疏通肺经的作用。

（五）内八卦

1. 位置 以内劳宫（位于小儿握拳时中指尖下处，约在第三四掌骨间）为圆心，以内劳宫到中指根 2/3 的距离（该点对应的是八卦中离卦的位置，所以被称作离位，北为"坎宫"，东为"震宫"，西为"兑宫"，西北为"乾宫"，东北为

"艮宫",东南为"巽宫",西南为"坤宫")为半径画圆,这个圆就是内八卦(图4-46)。

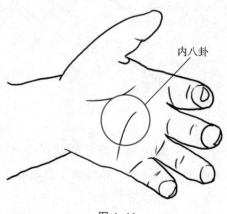

内八卦

图 4-46

2. 操作方法

操作者握住小儿的左手,将小儿掌心向上,操作者左手拇指放在小儿手心离位处,用右手拇指指腹运内八卦,顺时针为顺运,逆时针为逆运。操作时右手拇指在左手拇指指甲上轻轻盖过,因为离位,属心火,推动离位,恐动小儿心火。每次反复操作200～500次。

3. 功效 顺运内八卦,开胸膈,和五脏。逆运内八卦,降胃气,消积食,理气化痰、行滞消食。

4. 主治 咳嗽、痰喘、胸闷、呃逆、呕吐、泄泻、食欲不振等症。

5. 临床应用 常用于咳嗽、痰喘、乳食内伤、胸闷、呕吐、腹泻等症。多与清脾经、清肺经、揉板门、取天河水、分阴、补肾阴、揉中脘等合用。

（六）六腑

1.位置　在前臂尺侧缘，自肘横纹至腕横纹成一直线（图4-47）。

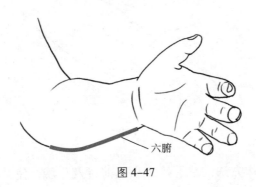

六腑

图 4-47

2.操作方法　令小儿掌侧位，掌心向内。术者左手握住小儿桡侧腕关节，以右手拇指或并拢的食、中指指面在前臂尺侧，由肘横纹起推至腕横纹，称退六腑。每次100～300次。

3.功效　退热、凉血、解毒。

4.主治　用于治疗高热，便秘、口疮、咽喉肿痛、疖肿等实热证。

5.临床应用

（1）具有退热作用，用于外感引起的高热不退，与推三关、清天河水、清肺经合用。

（2）具有清热解毒作用，与逆运内八卦、下推七节骨、清肺经、摩腹合用，用于脏腑实热，大便秘结、咽喉肿痛的实热症状。

（七）天河水

1.位置　前臂内侧正中，自腕横纹中点（总筋）至肘横纹中点（曲泽）成一直线（图 4-48）。

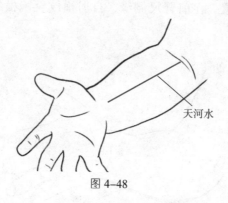

图 4-48

2. 操作方法 左手托住小儿前臂及手腕，使其掌心向上，右手拇指或食、中指并拢，用指面向心方向推之，即从总筋推至曲泽。每次 100～300 次。

3. 功效 清热解表，泻火除烦。

4. 主治 用于治疗一切热证。

5. 临床应用 治疗热性病症，清热而不伤阴分。用于五心烦热，咽干口燥，唇舌生疮，夜啼等症；对于感冒发热、头痛、恶心、汗微出、咽痛等外感风热，与推攒竹、揉太阳等合用。

（八）合谷

1. 位置 手背第一、二掌骨之间，近第二掌骨中点（图 4-49）。

2. 操作方法 使小儿掌心向下，术者以右手拇指或中指端按揉。每次 200～300 次。

3. 功效 镇静止痛，通经活络，清热解表。

4. 主治 感冒头痛、鼻塞、咽喉肿痛、牙痛、面瘫、呕吐、恶心等。

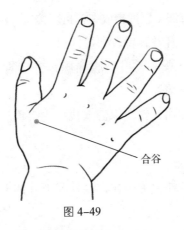

图 4-49

5. 临床应用　主要用于外感表证出现头痛、鼻塞、鼻炎及面部瘫痪、胃炎、胃疼等胃部不适。

（九）足三里

1. 位置　外膝眼下 3 寸，胫骨嵴旁开 1 寸处（图 4-50）。

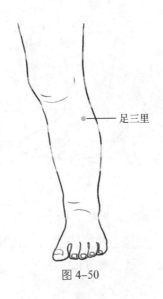

图 4-50

2.操作方法 以拇指或中指指腹按揉。每次 200～300 次。

3.功效 补益脾胃，和胃化积。

4.主治 恶心呕吐，腹痛腹泻，厌食，痰多，反复感冒，自汗，哮喘等。

5.临床应用 传统保健穴位，主要用于脾胃及全身虚弱等证。

（十）丰隆

1.位置 外踝上 8 寸，胫骨前缘外侧 1 寸许，胫腓骨之间（图 4-51）。

2.操作方法 以拇指或中指指腹按揉。每次 100～200 次。

3.功效 化痰浊。

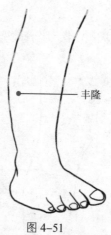

丰隆

图 4-51

4.主治 痰涎壅盛之咳嗽，肺炎，哮喘等。

5.临床应用 丰隆为化痰要穴，主要用于痰浊所致的痰鸣、气喘、咳嗽及下肢痿痹等证。

第五章 常用调肺外治法

小儿大多害怕打针，不愿服药，特别是婴幼儿内治给药尤为困难。而小儿肌肤柔嫩，脏气清灵，外治之法，作用迅速，能在无痛苦、无损伤的治疗中取得疗效，因而自古就有"良医不废外治"之说。外治法可谓儿科预防、调理、治疗的第一大法，其理论源于《素问·阴阳应象大论篇》："故善治者治皮毛，其次治肌肤，其次治筋脉，其次治六腑，其次治五脏。治五脏者，半死半生也。"明文指出技法高明的医生，在疾病早期或治疗过程中，以皮毛、肌肤、腠理的调治为上上之法。挨到五脏的时候，不论是病情发展还是诊治过程，对人体的伤害都是很大的。

儿童体质娇弱，以外治法为先，祛除疾病且伤害最小。临床实践证明，采用各种外治法治疗小儿常见病、多发病，应用得当，有较好的疗效，且易为小儿所接受。可以单用或与内治法配合应用。目前儿科临床上的外治法，主要使用一些药物进行敷、贴、熏、洗、吹、点、灌、嗅等。这些方法，药简效捷，是儿科医学的发展方向之一。本章从刮痧、拔罐、艾灸、穴位贴敷等方面介绍常用调肺外治法。

第一节 刮痧

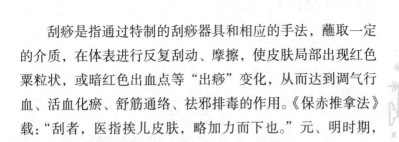

刮痧是指通过特制的刮痧器具和相应的手法，蘸取一定的介质，在体表进行反复刮动、摩擦，使皮肤局部出现红色粟粒状，或暗红色出血点等"出痧"变化，从而达到调气行血、活血化瘀、舒筋通络、祛邪排毒的作用。《保赤推拿法》载："刮者，医指挨儿皮肤，略加力而下也。"元、明时期，有较多的刮痧疗法记载，并称为"夏法"，及至清代，有关刮痧的描述更为详细。

一、作用原理

1. 增加负压　刮痧可调节肌肉的收缩和舒张，使组织间压力得到调节，以促进刮拭组织周围的血液循环，增加组织流量，从而起到"活血化瘀""祛瘀生新"的作用。

2. 辅助脏腑运动　腹部刮痧，增强消化系统蠕动，以外力促进脾胃运化，有效进行双向调节。

3. 疏通经络　经络瘀滞或气血流行不畅，以刮痧的方法，消除瘀滞，促进气血运行。

4. 排毒　刮痧过程可使局部组织形成高度充血，血管神经受到刺激使血管扩张，血流及淋巴液循环增快，免疫细胞吞噬作用及搬运力量加强，使体内废物、毒素加速排除，组织细胞得到营养，从而使血液得到净化，增加了全身抵抗力，可以减轻病变，促进康复。

二、适用范围

感受风寒、暑湿之邪引起的感冒发热、头痛、咳嗽、呕吐以及高温中暑等，急、慢性支气管炎，肺部感染，哮喘，急、慢性胃炎，肠炎，便秘，腹泻，营养不良，食欲不振，生长发育迟缓等病证。

三、常用手法

1. 直刮法　以刮板平边45°角接触皮肤，按规律顺序进行直线刮拭（图5-1）。

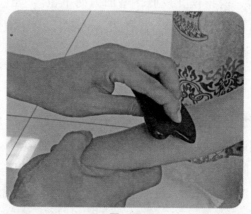

图5-1

要求：直线运动，或按经络、肌肉纹理走向进行刮拭。频率为每分钟60～90次。力度达到肌肉中层，发力均匀缓和。

2. 角刮法　以刮板的角45°角接触皮肤，按规律进行刮拭（图5-2）。

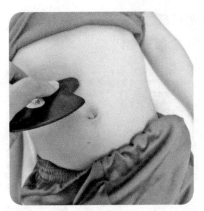

图 5-2

要求：以直线运动为主，结合其他运动方式，频率为每分钟 60 ～ 90 次。力度达到肌肉中层，发力均匀缓和。

3.摩法 刮板平边 45°角接触皮肤，按规律进行环形或曲线刮拭（图 5-3）。

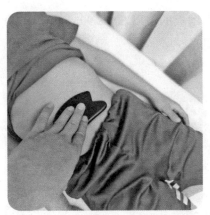

图 5-3

要求：轻贴皮肤，圆形运动，操作力度和速度要均匀，不带动深层组织运动，古人谓"皮动肉不动"。

4. 拨法 刮板平边置于粘连或条索状结节处，以离心式运动为主进行弹拨（图 5-4）。

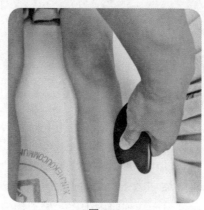

图 5-4

要求：运动幅度小，频率为每分钟 90 ～ 120 次。力度到达粘连、结节深层。

5. 点法 刮板的角以 60 ～ 90°角作用于腧穴或病灶处，向下点按（图 5-5）。

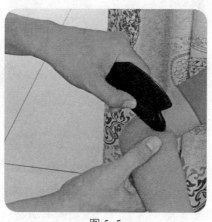

图 5-5

要求：点法要垂直，用力由轻至重。点按并持续，或下按要有节奏。操作时切忌暴力，而应按压深沉，逐渐施力，而逐渐减力，必要时可略加颤动，以增加其疗效。

6. 熨法 刮板加热后以平面接触皮肤，进行循环或直线运动（图 5-6）。

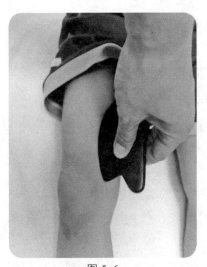

图 5-6

要求：温度适宜，避免烫伤。刮板接触皮肤后均匀向下用力或缓慢滑行。可涂抹较厚介质达到保护皮肤、有效散热的目的。

四、补泻手法

刮痧疗法分为补法、泻法和平补平泻法。补和泻是相互对立、作用相反又相互联系的两种手法，其与刮拭力量的轻重、速度的快慢、时间的长短、刮拭距离的长短、刮拭的方向等诸多因素有关。

（一）补法

具有以下特点的刮法为补法。

1. 刺激时间短、作用浅，对皮肤、肌肉、细胞有兴奋作用。

2. 作用时间较长的轻刺激，能活跃器官的生理机能。

3. 刮拭速度较慢。

4. 选择痧痕点数少。

5. 刮拭顺经脉循行方向。

6. 刮拭后加温灸。

7. 顺经络走向刮拭为补。

8. 穴位选择：如关元、命门、足三里等穴位，具有明显补益的功效，宜补不宜泻。

（二）泻法

具有以下特点的刮法为泻法。

1. 刺激时间长、作用深，对皮肤、肌肉、细胞有抑制作用。

2. 作用时间较短的重刺激，能抑制器官的生理机能。

3. 刮拭速度较快。

4. 选择痧痕点数多。

5. 刮拭逆经脉循行方向。

6. 刮拭后加拔罐。

7. 逆经络走向刮拭为泻法。

8. 穴位选择：如：曲池、合谷、太冲等穴位，具有明显疏泻的功效，宜泻不宜补。

五、刮痧禁忌

1. 有出血倾向的疾病，如血小板减少症、白血病、过敏性紫癜等不宜用泻刮手法，宜用补刮或平刮法。如出血倾向严重者应暂不用此法。

2.新发生的骨折患部不宜刮痧，须待骨折愈合后方可在患部补刮。外科手术瘢痕处亦应在两个月以后方可局部刮痧。

3.化脓性炎症、渗液溃烂的局部皮肤表面（如：湿疹、疱疹、疔、疖、痈、疮等病症），以及传染性皮肤病的病变局部禁刮。

4.原因不明的肿块及恶性肿瘤部位禁刮。

5.饱食后或饥饿时，以及对刮痧有恐惧者忌用本疗法。

六、适应证举例

1.痧症 多发于夏秋两季，微热形寒，头昏、恶心、呕吐，胸腹或胀或痛，甚则上吐下泻，多起病突然。取背部脊柱两侧夹脊自上而下刮治；泻法，刮拭委中区域；点按、推刮双手鱼际穴。如见神昏可加用眉心、太阳穴。

2.中暑 取脊柱两旁膀胱经，自上而下轻轻顺刮，逐渐加重；点按委中穴；沿肺经刮拭，从中府穴至尺泽穴；点按四关穴；点按水沟穴。

3.伤暑表证 角刮头部五经（督脉、两侧膀胱经、两侧胆经）；点按风池、肩井，并刮拭相关区域；刮拭大肠经，肩髃至曲池；刮拭膀胱经，委中至承山。

4.伤暑里证 点按百会、太阳；刮拭任脉，中脘至水分；点按梁门、天枢穴；刮拭脾经，阴陵泉至三阴交；刮拭太冲穴，点按太溪穴。

5.湿温初起 见感冒、厌食、倦怠、低热等证。点法取穴，百会、太阳、四关穴20次；直刮法，平补平泻，从大椎至至阳20次；直刮法加挑法，取穴曲池至肘髎20～40次；摩法，从神阙起，渐至全腹15分钟；直刮法，阳陵泉至绝骨20次。

6. 哮喘　点法取穴，大椎、风门、肺俞、天宗、云门、曲池20次；直刮法、摩法，背部膀胱经20次；摩法，肺经的大臂部分，20次；直刮法，中脘至建里，双侧梁门至水道20次；直刮法，平补平泻，委中至承山20次；点法，补太溪20次；温灸，肺俞，10～20分钟。

7. 发热咳嗽　刮拭风池、曲池，泻法；刮拭膀胱经，风门至膈俞；刮板轻拍肺经9次；点按阴陵泉、足三里、丰隆穴；刮拭胃经足三里至下巨虚。

8. 风热喉痛　点刮法取穴，风池、曲池、曲泽、合谷各20次；直刮法，璇玑穴至云门穴20次；直刮法，颈前咽喉部，避开喉结处，20～60次；直刮法，大杼穴至膈俞，20次；角刮法，$L_{1～7}$处夹脊穴，20次；直刮法，泻双侧阳陵泉，20次。

第二节 拔 罐

拔罐是以罐为工具，利用燃火、抽气等方法产生负压，使之吸附于体表，造成局部瘀血，以达到通经活络、行气活血、消肿止痛、祛风散寒等作用的疗法。

具有促进气血流畅、营卫运行、祛风散寒、舒筋止痛等作用，常用于肺炎喘嗽、哮喘、腹痛、遗尿等疾病。儿科拔罐采用口径较小的竹罐或玻璃罐，留罐时间较短，取罐时注意先以食指按压罐边皮肤，使空气进入罐内，火罐自行脱落，不可垂直用力硬拔。若是高热惊风、水肿、出血、严重消瘦、皮肤过敏、皮肤感染的小儿，不可使用此法。

一、作用原理

1. 促进新陈代谢　拔罐促进和改变了血流量，促进了新陈代谢的加快。使机体对气血等营养物质的需求增加，特别是氧气和营养物质的补充；同时加快了代谢产物排出体外，净化了体内环境。

2. 除湿祛邪　通过拔罐，可以将身体里的湿气、寒气，通过皮肤组织渗透出来，从而排除邪气，让人精神百倍。

3. 减轻疼痛　调节组织间的相互存在状态，舒缓瘀结的肌肉、韧带，局部压力增强，提高痛阈对于人体局部的组织损伤，长期定期进行拔罐，可以减轻疼痛，缓解症状。

4. 强身健体　因为身体的经络、穴位和五脏六腑都是相连相通，所以通过外界的吸力，会刺激身体表面的穴位，进而通过筋骨经络，使得人体内部器官得到相应的调理，让人气血畅通，强身健体。

5. 提高抵抗力　罐体作用于皮肤，对皮肤产生一定的刺激，可以使皮肤产生充血或瘀血，甚至使局部的毛细血管破裂，红细胞破裂，导致溶血现象。其可以通过循环系统对机体各个器官产生刺激和激发，调动其功能活动，使其提高抵抗能力。

6. 促进机体功能　拔罐属于物理疗法，可以通过皮肤感受器和血管感受器或神经末梢，共同引起神经冲动，传递到中枢神经系统。后者调节兴奋与抑制过程，使之趋于平衡，加强对身体各部分的调节，促进机体恢复原有功能。

二、适用范围

小儿发热、咳嗽、呕吐、泄泻、厌食、夜啼、遗尿、百日咳、腮腺炎等。

三、拔罐后皮肤颜色的变化对疾病的提示

1. 罐印发紫伴有斑块的，提示局部寒凝血瘀。

2. 罐印呈散在性的紫点，提示为气滞血瘀证。

3. 罐印紫黑而暗，表示有血瘀。

4. 罐印淡紫发青伴有斑块的，一般提示以气虚受寒为主。

5. 罐印鲜红而艳，一般提示阴虚有热或气阴两虚。

6.罐印灰白，触之不温，瘀斑或血泡灰白、色淡，提示患者虚寒、湿邪。

7.没有罐印或罐印不明显，或有罐印但很快消失，恢复常色的，提示身体基本正常或病情尚轻。

8.容易起水疱的，提示湿气较重，若水疱内有血水，提示湿热之毒，需要多次拔罐。

四、常用手法

1. 留罐法　用闪火法或真空抽气后将罐子吸附留置于施术部位 10～15 分钟，然后将罐起下（图 5-7）。

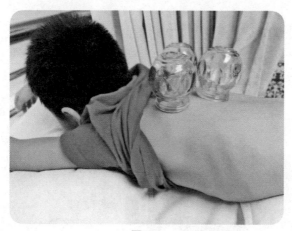

图 5-7

2. 走罐法　于施术处，涂抹介质（油或水），采用闪火法将罐拔住后，上下推拉或旋转性移动，以皮肤潮红处出现红色痧点为度（图 5-8）。

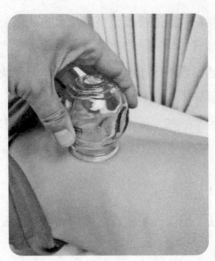

图 5-8

3. 闪罐法　采用闪火法将罐拔住后，又立即起下，再迅速拔住，如此反复多次地拔上起下，起下再拔，直至皮肤潮红为度（图 5-9）。

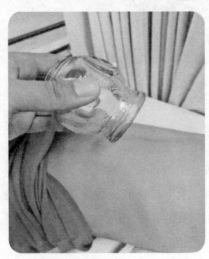

图 5-9

五、拔罐禁忌

1. 皮肤病、皮损部位慎用。

2. 各种传染性疾病。

3. 骨折处、极度衰弱等患者。

4. 过饱、过饥、过渴不宜拔罐。

5. 血液病或严重出血倾向者。

六、适应证举例

1. 感冒 拔罐大椎、肺俞、膈俞5～10分钟；背部双侧膀胱经走罐6次；中府、云门，闪罐10次。

2. 咳嗽 拔罐肺俞、风门、脾俞、承山5～10分钟；背部双侧膀胱经走罐6次；闪罐膻中、孔最。

3. 便秘、扁桃体炎 拔罐脾俞、胃俞、大肠俞，5～10分钟；走罐，背部膀胱经脾俞至大肠俞9次，腹部滑肉门至水道6次；闪罐，天枢、大横、阴陵泉15次。

第三节　穴位贴敷

穴位贴敷是以中医经络学说为理论依据，把药物研成细末，用水、醋、酒、蛋清、蜂蜜、植物油、清凉油、药液甚至唾液调成糊状，或用呈凝固状的油脂（如凡士林等）、黄醋、米饭、枣泥制成软膏、丸剂或饼剂，或将中药汤剂熬成膏，或将药末散于膏药上，再直接贴敷穴位、患处，用来治疗疾病的一种无创痛穴位疗法（图5-10）。

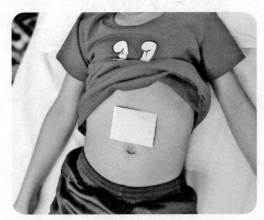

图 5-10

一、作用原理

1. 穴位刺激与调节　药物直接贴敷穴位，依据药性的寒热温凉，对穴位直接起到刺激作用，以达到治疗目的。并且以补虚泄实为原则，对经络脏腑进行调节。

2. 药物吸收后的药效作用 因选用敷贴药物不同，在相同穴位起到不同作用。例如贴敷中脘穴，以大黄为敷贴药物，则泻浊排淤；以白术、甘草贴敷则补益脾胃。

二、适用范围

感冒、咳嗽、哮喘、自汗、盗汗、胸痹、不寐、胃脘痛、泄泻、呕吐、便秘、食积、黄疸、胁痛、头痛、眩晕、口眼㖞斜、消渴、喉痹、牙痛、口疮、疟疾、关节肿痛、跌打损伤、小儿夜啼、厌食、遗尿、流涎等。此外，还可用于防病保健。

三、注意事项

1. 有些贴敷药物易挥发、变质，不易保存，需随用随调。
2. 有些贴敷药物需加热，注意温度，避免烫伤。
3. 对胶布过敏者，可改用绷带或纱布固定贴敷药物。
4. 对刺激性强、毒性大的药物，注意贴敷穴位选择2～4个，面积不宜过大，贴敷时间2～4小时为宜。
5. 皮肤溃破、损伤处，尽量避免敷贴。

四、适应证举例

1. 感冒 葱白、生姜、食盐、淡豆豉各10g，捣烂，炒热，敷脐1～2小时或敷肺俞穴2～4小时。

2. 气管炎 丁香0.5g，肉桂5g，麻黄5g，苍耳子3g，干姜5g，生甘草3g，白术6g，研细末，清水糊丸，外敷神阙或肺俞，1日2～6小时，3日一疗程。

第四节 艾灸

艾灸是指点燃用艾叶制成的艾炷、艾条为主，熏烤人体的穴位或病变部位以达到保健治病的一种治疗方法。

一、作用原理

1. 温经散寒　气遇热则行，遇寒则凝，气温则血行。艾由表透里无阻滞，又可走窜十二经，温热入经，正气流行，寒邪自去。

2. 行气通络　温经则经气盛，弥散三焦，化瘀邪于无形，使得经气流行无碍。

3. 扶阳固脱　阳气欲脱，经气先散，如风如雾，须臾即无。若得艾温守丹田，则元气不散，诸气归经，实为救急第一。

4. 升阳举陷　中气有陷，清阳不升，艾灸温阳，如风遇火，火由命门生，经肺，托举周身诸气。

5. 防病保健　灸可温阳补虚，灸足三里、中脘，可使胃气常盛；命门为人体真火之所在，为人之根本；关元、气海为藏精蓄血之所，灸可使人阳气足，精血充，病邪难犯。

二、操作方法

（一）间接灸

1.艾条灸　艾条点燃，置于施灸部位上方 1.5 ～ 3cm 处进行操作，时间 15 ～ 40 分钟（图 5-11）。

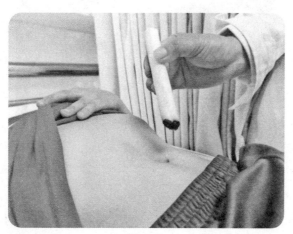

图 5-11

2.雀啄灸　施灸时，将艾条点燃的一端与施灸部位的皮肤并不固定在一定距离，而是像鸟雀啄食一样，一上一下活动地施灸。另外也可均匀地上、下或向左右方向移动或作反复地旋转施灸。

3.回旋灸　距皮肤 1.5 ～ 3cm 左右，艾灸条在皮肤上做顺时针或逆时针转动。

（二）隔物灸

见图 5-12。

1.隔姜灸　是用鲜姜切成直径 2 ～ 3cm、厚 0.2 ～ 0.3cm 的薄片，中间以针刺数孔，然后将姜片置于应灸的腧穴部位或患处，再将艾炷放在姜片上点燃施灸。当艾炷燃尽，再易炷施灸。灸完所规定的壮数，以使皮肤红润而不起泡为度。常用于因寒而致的呕吐、腹痛、腹泻及风寒痹痛等。

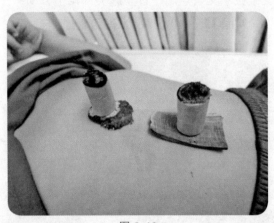

图5-12

2. 隔蒜灸 　用鲜大蒜头，切成厚0.2～0.3cm的薄片，中间以针刺数孔，置于应灸腧穴或患处，然后将艾炷放在蒜片上，点燃施灸。待艾炷燃尽，易炷再灸，直至灸完规定的壮数。此法多用于治疗瘰疬、肺结核及初起的肿疡等，拔毒效果亦佳。

3. 隔盐灸 　用纯净的食盐填敷于脐部，或于盐上再置一薄姜片，上置大艾炷施灸。多用于治疗伤寒阴证或吐泻并作、中风脱证等。

4. 隔附子饼灸 　将附子研成粉末，用酒调和做成直径约3cm、厚约0.8cm的附子饼，中间以针刺数孔，放在应灸腧穴或患处，上面再放艾炷施灸，直到灸完所规定壮数为止。多用治疗命门火衰而致的阳痿、早泄或疮疡久溃不敛等症。

三、适用范围

1.寒凝血滞、经络痹阻引起的各种病证，如风寒湿痹、寒疝腹痛等。

2.外感风寒表证及脾胃虚寒、呕吐、腹痛、泄泻等。

3.脾肾阳虚之哮喘、久泻、久痢、遗尿、休克等。

4.气虚下陷，久咳不愈、脱肛等。

5.诸多痛症。

四、禁忌

1.灸法以取热为治疗方法，主要针对虚证、寒证，如实热证则不宜施灸。

2.过劳、过饥、过饱、大汗、情绪偏颇，不宜施灸。

3.某些传染病、高热、昏迷、癫痫期间，或身体极度衰竭，不宜施灸。

4.无自制能力的人忌灸。

5.大血管处、心脏部位，不宜施灸。

6.眼部在医生指导下，可隔物灸，不可直接施灸。

7.病中即止，正常状态下，长期施灸易上火或耗伤津液。

五、适应证举例

1.感冒　风池、大椎、风府、合谷、肺俞、列缺等。

2.急性支气管炎　肺俞、定喘、合谷。

3.慢性支气管炎　肺俞、膻中、脾俞、膏肓俞、太渊、定喘、合谷、足三里。

4.咳嗽　膻中、肺俞、膏肓、天突、风门、列缺、大椎、足三里、丰隆。

5. 支气管哮喘 定喘、肺俞、膻中。

6. 支气管扩张 孔最、尺泽、膻中。

总之，儿科疾病，无论采用内治法、外治法或其他治法，必须因病、因时、因地制宜，不可偏废，应灵活运用。

第六章

常见肺系疾病的调养

第一节 感 冒

一、什么是感冒

感冒，又称"伤风""冒风""冒寒"等，是指因外邪侵犯人体引起的一种常见的肺系疾病，以发热、鼻塞、流涕、喷嚏、咳嗽为主要临床特征。可分为普通感冒和流行性感冒。普通感冒是由于感受六淫之邪而发病，一般无传染性，临床症状较轻；流行性感冒是由于感受时行疠气而发，具有传染性，临床症状较重。四季均可发生，以气候骤变及冬春时节发病率较高。任何年龄小儿皆可发病，婴幼儿更为常见。本病包括了西医学急性上呼吸道感染（简称上感）、流行性感冒（简称流感），是以病毒感染为主的疾病。

二、小儿感冒会有哪些症状

（一）风寒感冒

发热，恶寒，无汗，头痛，鼻流清涕，喷嚏，咳嗽，咽不红，舌淡红，苔薄白，脉浮紧或指纹浮红。

（二）风热感冒

发热重，恶风，有汗或少汗，头痛，鼻塞，鼻流浊涕，喷嚏，咳嗽，痰稠色白或黄，咽红肿痛，口干渴，舌质红，苔薄黄，脉浮数或指纹浮紫。

125

（三）暑邪感冒

发热，无汗或汗出热不解，头晕、头痛，鼻塞，身重困倦，胸闷，泛恶，口渴心烦，食欲不振，或有呕吐、泄泻，小便短黄，舌质红，苔黄腻，脉数或指纹紫滞。

（四）时邪感冒（流行性感冒）

起病急骤，全身症状重。高热，恶寒，无汗或汗出热不解，头痛，心烦，目赤咽红，肌肉酸痛，腹痛，或有恶心、呕吐，舌质红，舌苔黄，脉数。

（五）小儿感冒兼夹证

由于小儿的生理病理特点不同于成人，故小儿感冒易发生一些兼夹证候，主要是因小儿肺脏娇嫩，脾常不足，神气怯弱，感邪之后，易于出现夹痰、夹滞、夹惊的兼证。

1. 夹痰　由于小儿肺脏娇嫩，感邪之后，宣肃失司，气机不利，津液不得敷布，留滞肺络，聚而成痰，痰壅气道，则咳嗽加剧，喉间痰鸣，此为感冒夹痰。

2. 夹滞　小儿脾常不足，感邪之后，脾运失司，若加饮食不节，则乳食停滞，阻于中焦，以致脘腹胀满，不思乳食，或伴呕吐、泄泻，此为感冒夹滞。

3. 夹惊　小儿神气怯弱，肝气未盛，感邪之后，热扰心肝，化火动风，易致心神不宁，睡卧不安，惊惕，甚至发生一时性抽搐神昏，此为感冒夹惊。

三、小儿感冒怎样预防

1. 经常户外活动，多晒太阳，加强锻炼，增强体质。

2. 注意气候变化，注意防寒保暖，夏天亦不可贪凉露宿。

3. 平时多搓手，多用热水泡脚。可疏通经络，预防感冒。

4. 避免与感冒病人接触，感冒流行期间少去公共场所。

5. 感冒流行期间，可用食醋熏蒸，每立方米空间用食醋 5～10mL，加水1～2倍，倒入壶中加热熏蒸，每日1次，每次30分钟，连用3～5天。可作为室内空气消毒，预防感冒。

四、小儿感冒居家要注意什么

1. 居室保持空气流通、新鲜。每天可用如上食醋熏蒸法进行室内空气消毒。

2. 治疗期间须适当休息，发热者宜多饮热水，汤药应热服，服后宜盖被取汗。出汗后应避免受风，以防感冒复发。

3. 注意观察病情变化。对有高热惊厥史者，起病初即应及早采取预防措施。

五、小儿感冒饮食要注意什么

1. 多喝白开水，不仅能保证机体的需要，还能利尿排毒。

2. 饮食以清淡爽口为宜，如米汤、蛋花汤等。高热，口渴咽干咽痛者，可进食绿豆、莲藕、百合、荸荠等清凉食物汁。

3. 饮食宜少量多餐。小儿感冒容易夹滞，兼见脘腹胀满，不思饮食，呕吐酸腐，口气秽浊，大便酸臭，或腹痛泄泻，或大便秘结，小便短黄，舌苔厚腻，脉滑等。每次进食应少量，尽量避免引起呕吐或不消化。

4. 多食蔬菜及水果可促进食欲，补充机体所需维生素C和各种微量元素，防治感冒。

5. 忌食辛辣、冷饮、油腻食物。

六、小儿感冒如何推拿治疗

（一）基本方法

1. 开天门，推坎宫，揉太阳各 1 分钟，掐揉耳后高骨 10 遍。

2. 清肺经 2～3 分钟。

3. 推上三关 3 分钟。

4. 掐揉二扇门 1 分钟。

5. 拿风池与肩井各 1 分钟。

6. 按压迎香穴 2 分钟。

7. 揉印堂 2～3 分钟。

8. 揉合谷 2～3 分钟。

9. 按揉肺俞 2～3 分钟。

10. 退六腑 2～3 分钟。

11. 清天河水 2～3 分钟。

开天门能疏风解表，醒脑明目，止头痛；推坎宫可镇静安神，开窍醒脑；揉太阳能疏风解表，清热，清脑明目；掐揉耳后高骨可解表发汗，镇惊除烦，防止惊风与抽搐。开天门、推坎宫、揉太阳及按揉耳后高骨合用为治疗感冒头痛的常用头面四大手法。清肺经宣肺清热，疏风解表，化痰止咳。推上三关和掐揉二扇门专一发汗。拿风池祛风解表，拿肩井为升散解表。按压迎香可宣肺气、通鼻窍。揉印堂可通窍、安神镇惊。揉合谷可清热解表，通经活络。按揉肺俞可解表宣肺，肃降肺气。退六腑可退热、凉血、解毒。清天河水可清热解表，泻火除烦。

（二）注意事项

1.此法适合于各种感冒，手法从重从快，可多用掐法，二扇门更需重掐。

2.推拿过程中小儿哭闹有利于发汗，不必惊慌，应合理运用。

3.以发热无汗、头痛身痛为主者，多拿风池与肩井。以鼻塞、流涕、咳嗽为主的，多用头面四大手法。

4.鼻塞严重时，用食指指尖按压迎香穴，可缓解鼻塞症状。

七、小儿感冒有哪些外治法

（一）综合外治法

1.刮痧　百会、风池，点法各20次。膀胱经1号线直刮法10次。曲池至偏历直刮法10次。

2.拔罐　大椎、肺俞、膈俞，闪罐各20次；背部膀胱经1号线走罐6次。

3.穴位贴敷　葱白、生姜、食盐、淡豆豉各10g，捣烂，炒热，敷脐每日1～2小时。

4.艾灸　曲池5分钟，肺俞10分钟。

（二）其他外治法

1.用毛巾蘸热水搓耳朵，上下轻轻摩擦双耳郭，疏通经络以泻热。

2.用热水泡脚15分钟，泡脚时水量宜多，没过脚面，泡后双脚要发红，有利于汗出。

3.用荆芥、防风、薄荷、艾叶等煎水，药浴15分钟，可疏风解表。

4.咽喉红肿疼痛者，可外用开喉剑喷雾剂。

八、小儿感冒常用的中成药有哪些

1. 午时茶　每次 1/2 ～ 1 包，每日 2 ～ 3 次。用于风寒感冒夹滞。

2. 桑菊感冒颗粒　每次 1 包，每日 3 次。用于风热感冒咳嗽较重者。

3. 银翘解毒片　每次 2 ～ 4 片，每日 2 ～ 3 次。用于风热感冒。

4. 藿香正气液　每次 5mL，每日 2 ～ 3 次。用于暑湿感冒。

5. 清开灵颗粒　每次 1/2 袋，每日 2 ～ 3 次。用于风热感冒或时邪感冒。

九、小儿感冒常用的药膳有哪些

1. 生姜红糖水　用于风寒感冒。先用红糖加水适量，煮沸后加入生姜 3 ～ 5 片，煮 10 分钟，趁热口服。

2. 凤梨汁　用于风热感冒。防风 10g，桑白皮 10g，川贝母 3g，冰糖少许，煮水 100mL，放温后冲入秋梨膏 100mL，分 2 ～ 3 次饮用。

3. 金银花粥　用于风热感冒。金银花 20g，淡豆豉 10g，水煎去渣，加入粳米 100g，煮粥食用。

4. 桑菊饮　用于风热感冒。桑叶、菊花各 10g，冲洗干净，放入杯中，加白糖 20g，开水浸 10 分钟，分次饮用。

5. 绿豆粥　用于暑邪感冒。绿豆 100g，粳米 150g，煮粥，放温后加白糖 20g 食用。

第二节　反复呼吸道感染

一、什么是反复呼吸道感染

反复呼吸道感染是指小儿在一年内发生上、下呼吸道感染的次数过于频繁、超过一定范围的疾病。反复呼吸道感染患儿简称"复感儿"。

反复呼吸道感染发病率有逐年上升的趋势，我国儿科呼吸道感染占门诊患儿的 80%，其中 30% 为反复呼吸道感染。反复呼吸道感染患儿以冬春气候变化剧烈时尤易发病并反复不已，部分患儿夏天有自然缓解的趋势。发病年龄常见于 6个月 ～ 6 岁的小儿，1 ～ 3 岁的婴幼儿最为多见。若呼吸道感染反复发作，容易发生咳喘、水肿、痹证等病，严重者影响小儿的生长发育与身心健康，类似于虚人感冒、体虚感冒。中医药在改善小儿体质，增强抗病能力，扶正祛邪方面有一定的优势。

二、反复呼吸道感染有哪些表现

小儿反复呼吸道感染多因正气不足，卫外不固，屡感外邪，往复不已。主要症状为反复感冒，即每年感冒次数 ≥ 8次，或半年感冒次数 ≥ 6 次。临床有体质偏热、偏寒及偏虚的不同。

1. 体质偏热 即阴虚有热，常见面红身热，多汗，好动，喜饮，大便干，咽喉红肿，舌红苔黄，易反复患风热感冒。

2. 体质偏寒 即阳虚有寒，常见面白身凉，少汗或无汗，时常鼻塞、流涕，舌淡苔白，易反复患风寒感冒。

3. 体质偏虚 即气虚，常见喜静恶动，少气懒言，语声无力，畏寒怕冷，舌淡苔白，脉细弱，反复受外邪而感冒。此类患儿少见风日，不耐风寒，户外活动过少，日照不足，肌肤柔弱，卫外不固，对寒冷的适应能力差。一旦形寒饮冷，感冒随即发生，或他人感冒，一染即成。病后又易于发生传变。

三、反复呼吸道感染的患儿居家生活要注意什么

1. 注意环境及个人卫生，避免污染，保持室内空气新鲜。

2. 经常参加户外活动，多晒太阳，增强体质。

3. 及时增减衣服，逐渐适应气候变化，避免过冷过热。

4. 感冒流行期间不去公共场所。家中有感冒病人时可用食醋熏蒸室内，每立方米空间用食醋 5～10mL，加水 1～2 倍，倒入壶中加热熏蒸，每日 1 次，每次 30 分钟，连用 3～5 天。可作为室内空气消毒，预防感冒。

5. 积极防治各种慢性病，如维生素 D 缺乏性佝偻病、营养不良、营养性缺铁性贫血等。

6. 按时预防接种，增强机体抗病能力。

7. 汗出较多者，随时擦干，也可用干毛巾垫于胸背部，随时抽出换新。勿吹风着凉，沐浴时尤应注意。

8. 经常用金银花甘草水漱口，每日 2～3 次。

四季养肺保儿康

9. 避免接触易过敏物质，如尘螨、花粉等。

四、反复呼吸道感染患儿的饮食要注意什么

1. 饮食多样化，富有营养，不偏嗜、不冷饮。

2. 饮食以清淡爽口为宜，如米汤、蛋花汤等。体质偏热常口渴咽干咽痛者，可进食绿豆、莲藕、百合、荸荠等清凉食物汁。体质偏寒常流清涕者，可进食红枣、山药、桂圆、羊肉等温热食物。

3. 饮食宜少量多餐，小儿体虚易感，亦容易夹滞。每次进食应少量，尽量避免引起呕吐或不消化。

4. 多食蔬菜及水果可促进食欲，补充机体所需维生素 C 和各种微量元素，防治感冒。

5. 忌食辛辣、冷饮、油腻食物。

五、反复呼吸道感染患儿如何推拿治疗

1. 捏脊疗法　具有调阴阳、理气血、和脏腑、通经络的作用，可提高患儿免疫力，增强体质。每日 1 次，每周治疗 5 天，4 周 1 个疗程。具体操作如下：患儿俯卧，医者两手半握拳，双手两食指抵于背脊之上，再以两手拇指伸向食指前方，合力夹住肌肉提起，而后，食指向前，拇指向后退，作翻卷动作，两手同时向前移动，自长强穴起，一直捏至大椎穴止，如此反复 3～5 遍，捏到第 3 遍后，每捏 3 把，将皮肤提起 1 次。每日 1 次，6 日为 1 个疗程。

2. 耳压法　取穴咽喉、气管、肺、大肠、脾、肾、内分泌、皮质下、神门、脑干等。先将耳郭皮肤用 75% 酒精棉球消毒，取 0.4cm×0.4cm 方形胶布，中心贴 1 粒王不留行，对准耳穴贴压，用手轻按片刻，每治疗 6 日为 1 个疗程。

六、反复呼吸道感染患儿常用的中成药有哪些

1. 玉屏风口服液 1 岁以下每次 5mL，1 ～ 6 岁每次 5 ～ 10mL，6 ～ 14 岁每次 10 ～ 20mL，每日 2 次，连服 3 ～ 6 个月。用于肺卫不固证。

2. 百令胶囊 每次 1/2 ～ 1 粒，每日 1 次。连服 3 ～ 6 个月。用于肺气不足证。

3. 参苓白术丸 每次 3g，每日 2 次。连服 3 ～ 6 个月。用于肺脾两虚证。

4. 槐杞黄颗粒 1 ～ 3 岁每次 5g，3 ～ 12 岁每次 10g，开水冲服，每日 2 次，早晚服用。用于气阴两虚证。

七、反复呼吸道感染患儿常用的药膳有哪些

1. 玄参百合茶 玄参、麦冬各 60g，百合 15g，桔梗 15g，甘草 10g。上药干燥后共研碎，混匀，分装，每袋 18g。每次 1 袋，每日 2 次，用白开水冲泡，代茶饮。适用于感冒、干咳无痰或痰少。

2. 山药桂圆粥 山药 100g，桂圆肉 15g，荔枝肉 3 个，五味子 3g，白糖适量。山药去皮切成薄片。将山药片、桂圆、荔枝肉、五味子适量同煮，煮好后加入适量白糖即成。适用于气虚感冒、反复感冒，平时汗多的人也可以经常食用。

第三节　过敏性鼻炎

一、什么是过敏性鼻炎

过敏性鼻炎又称变应性鼻炎，血管舒缩性鼻炎，是接触变应原后产生的鼻黏膜炎症，主要表现为以喷嚏、鼻痒、流清涕和鼻塞为主的鼻部症状。儿童很常见，这些症状可自行或经治疗消失，但反复发作。日久还可出现嗅觉减退及眼眶下灰蓝色暗影和皱褶。实际上是全身变态反应疾病的局部表现，尤其与哮喘有密切关系。据调查70%～80%的哮喘合并鼻炎。而鼻炎患者20%～30%可并发哮喘。

中医认为本病多由脏腑虚损，正气不足，卫表不固，风邪、寒邪或疫气侵袭，寒邪束表，阳气无从泄越，故喷嚏，鼻塞，流清涕。无风不作痒，风邪自鼻而入则鼻痒不止。

二、过敏性鼻炎有哪些症状

本病发作时主要表现为喷嚏、鼻痒、流清涕和鼻塞，呈阵发性，具有突然发作和反复发作的特点。喷嚏多于刚睡醒时发作，每次多为连续性；鼻痒时因鼻痒而不断用手指揉擦鼻前部或常做歪嘴、耸鼻等怪动作；流涕是指清水样鼻涕，亦可因鼻堵或继发感染而变稠；鼻塞随体位变动而改变。嗅觉减退是由于鼻黏膜水肿所致；变异性着色是眼眶下灰蓝色暗影和皱褶。

三、过敏性鼻炎患儿如何调护

1. 保持环境清洁卫生，避免或减少粉尘、花粉等刺激。

2. 有过敏史者，应避免接触易引起机体过敏反应之物，如羽毛、兽毛、蚕丝等。

3. 避免服用易引起机体过敏反应之食物、药物，如鱼虾、海鲜等。

4. 锻炼身体，增强体质。

四、过敏性鼻炎患儿的饮食应注意什么

应多食具有温热作用的食品，如羊肉、狗肉、鹿肉、鸡肉等。根据"春夏养阳"的法则，夏日三伏，每伏可食羊肉或羊肉汤一次，配合天地阳旺之时，以壮人体之阳。

五、过敏性鼻炎有什么推拿及其他疗法

1. 按摩法 推拿按摩可以疏通经络，使气血流通，祛邪外出，宣通鼻窍。方法：患者自行先将双手大鱼际摩擦至发热，再贴于鼻梁两侧，自鼻根至迎香穴反复摩擦至局部觉热为度；或以双手中指于鼻梁两边按摩 20～30 次，令表里俱热，早晚各 1 次；再由攒竹向太阳穴推按至热，每日 2～3 次；患者亦可用手掌心按摩面部及颈后、枕部皮肤，每次 10～15 分钟；或可于每晚睡觉前，自行按摩足底涌泉穴至发热，并辅以按摩两侧足三里、三阴交等。

2. 灸法 选足三里、命门、百会、气海、三阴交、涌泉、神阙、上星等穴，悬灸或隔姜灸，每次 2～3 穴，每穴 20 分钟，10 次为 1 个疗程。

3. 耳针 选神门、内分泌、内鼻、肺、脾、肾等穴埋针，或以王不留行贴压以上穴位，两耳交替，隔日 1 次，10 次为 1 个疗程。

4. 穴位贴敷 可选用斑蝥研粉，取少许撒于胶布，敷贴于内关或印堂穴，约 12～24 小时后除去。每周 1 次，3 次为 1 个疗程。亦可选用鼻炎贴贴敷大椎及迎香穴。

5. 穴位按摩 按压鼻翼两侧迎香穴，每次按压 200 次，1 日 2～3 次。

六、过敏性鼻炎有什么外治方法

1. 滴鼻法 可选用芳香通窍的中药滴鼻剂滴鼻。

2. 嗅法 可用白芷、川芎、细辛、辛夷共研细末，置瓶内，时时嗅之。

3. 吹鼻法 可用碧云散吹鼻，亦可用皂角研极细末吹鼻。

4. 塞鼻法 细辛膏，棉裹塞鼻。

5. 雾化吸入 水蒸气吸入或生理盐水雾化吸入，可减轻鼻充血，稀释分泌物。

6. 运动 可减轻鼻塞，减少鼻气道阻力。

七、过敏性鼻炎患儿常用的中成药有哪些

1. 通窍鼻炎颗粒 疏风消炎，宣通鼻窍。用于鼻塞、流涕及过敏性鼻炎等。开水冲服，每次 2g，每日 3 次。

2. 鼻炎康片 清热解毒，宣肺通窍，消肿止痛。用于急慢性鼻炎，过敏性鼻炎等。口服，每次 4 片，每日 3 次。儿童酌减。

3. 鼻通宁滴剂 通利鼻窍，用于鼻塞不通。滴鼻，每次

1～2滴,每日2～3次。

4. 香菊胶囊 疏风清热,宣肺通窍。用于急、慢性鼻炎、鼻窦炎等。口服,每次2片,每日3次。

5. 辛芩颗粒 益气固表,祛风通窍。用于肺气不足,风邪外袭所致的鼻痒,喷嚏,流鼻涕,过敏性鼻炎等。开水冲服,每次1袋,每日3次。

八、过敏性鼻炎患儿常用的药膳有哪些

1. 乌梅粥 乌梅、五味子、白芍、苍耳子各10g,粳米100g,大枣5枚。将乌梅、五味子、白芍、苍耳子煎煮15分钟,去渣取汁;将粳米、大枣洗净,加入药汁中,再酌加清水煮成粥。日1剂,分早晚2次服食。适用于过敏性鼻炎发作期。

2. 生姜葱白粥 生姜6片,葱白6根,糯米100g。先将糯米与生姜同煮,粥将熟时放入葱白,稍煮即可食用,每日1次。适用于过敏性鼻炎发作期。

3. 百合茶 黄芪、百合各15g,生姜、乌梅各9g,大枣4枚。煎水代茶饮,日1剂。适用于过敏性鼻炎缓解期。

4. 玉屏风粥 黄芪30g,白术15g,防风9g,大枣8枚,粳米100g。将黄芪、白术、防风洗净,水煎去渣取汁;将大枣、粳米同置锅中,加入药汁及适量水,共煮至米烂粥成。日1剂,分早晚2次服食。适用于过敏性鼻炎缓解期。

5. 红枣荷包蛋 红枣6枚,鸡蛋1枚,冰糖适量。红枣去核,入锅中加水,加冰糖,小火炖30分钟,打入鸡蛋,煮熟即可。每日1次,晨起或睡前服。适用于过敏性鼻炎缓解期。

第四节 扁桃体炎

一、什么是扁桃体炎

扁桃体炎为儿科常见疾病，是因邪客咽喉，临床以咽痛、喉核红肿，甚至溃烂化脓为主症。轻者可无全身症状，重者出现发热恶寒，头身疼痛，咳嗽等症。因喉核肿大，状如乳头或蚕蛾，中医名曰乳蛾。发生于一侧者，名单乳蛾；发生于双侧者，名双乳蛾；喉核溃烂者，名烂乳蛾。本病多见于 4 岁以上的小儿，小儿患者症状较成人重，常伴有高热，多数经积极治疗可获痊愈，但婴幼儿病程较长，也可迁延不愈或反复发生。西医认为本病通常由链球菌感染引起，也可由病毒感染引起，根据起病与病程，临床有急性扁桃体炎和慢性扁桃体炎。

二、扁桃体炎有哪些症状

咽喉为肺胃之门户，风热邪毒从口鼻而入，咽喉首当其冲，风热外侵，肺气不宣，热毒结于咽喉，气血壅滞，脉络受阻，肌膜受灼；或小儿因嗜食辛辣炙煿之品，热积胃腑，或先天禀受母体胃热，均可造成胃火内炽，上熏咽喉。或患儿素体气虚，卫表不固，反复外感，造成乳蛾反复发作。表现为喉核肿大或伴红肿疼痛，咽痒不适，重者喉核溃烂化脓，发热，头身疼痛，咳嗽等。

三、扁桃体炎患儿的居家调护要注意什么

1. 注意口腔卫生，经常用温盐水含漱咽部，防治口腔疾病。

2. 积极防治感冒。

3. 饮食宜清淡，忌辛辣、坚硬刺激食品。一定要谨记清淡的原则，所有刺激性的食物都不能吃，一定要忌嘴。

4. 多喝水，吃软食或者流食，有助于消化以及吞咽。可多吃绿豆汤、青菜、番茄、豆腐、胡萝卜以及金橘、梨子等。

5. 及时彻底治愈本病，防止病情迁延或并发他症。

四、扁桃体炎有哪些推拿方法

咽喉局部操作为特色手法，近治作用明显，利咽散结效果显著，但手法不宜太重，以患儿能忍受为佳。

1. 纵向推抹　抱小儿同向坐于腿上，医者双手从两侧围住儿颈，以食指桡侧分别贴于喉结两侧，先横行推抹，去重回轻 1 分钟，后以食指指腹在喉结两旁从上向下推抹 10 余次。

2. 拿人迎　取坐位或仰卧位，医者以拇指与其余四指分别置于两侧人迎穴轻拿之，1 分钟。

3. 点揉上廉泉及喉核穴　上廉泉位于正中线，下颌下缘与舌骨体之间的凹陷中，以拇指或中指 3 揉 1 点；喉核穴为喉结与同侧下颌角连线外上 1/3 与内下 2/3 交界处，以拇食二指相对，向扁桃体方向 3 揉 1 振，每穴 1 分钟。

4. 轻揉天突 1 分钟　略。

5. 喉科擒拿法 与患儿相对而坐，一手握其手腕，拇指与患儿拇指相对，在握腕手下压患儿拇指扣拨患儿云门或中府，下压和扣拨均达患儿最大忍受度，操作 1 次即可。

6. 喉结两旁取痧 略。

五、扁桃体炎有哪些外治方法

1. 含漱 用金银花、甘草、桔梗适量，或荆芥、菊花适量煎水含漱，每日数次。

2. 吹药 可选用清热解毒、利咽消肿的中药粉剂吹入患处，每日数次，或用冰硼散或锡类散少许吹在扁桃体上，

3. 含服 可用清热解毒利咽中药含片或丸剂含服。

4. 雾化吸入 用清热解毒利咽的中草药煎水，雾化吸入，每日 1～2 次。

5. 放血疗法 在耳的"轮一""轮二""轮三"处，用三棱针刺入 1～2 分深，放血 1～2 滴，或在耳郭背部的小静脉上，稍稍刺破，放血 2～3 滴。

6. 烙法 扁桃体肥大反复发作者，可用烙治法。必要时行手术摘除。

六、扁桃体炎患儿常用的中成药有哪些

1. 六神丸 每次 1 粒，放舌心中间含化，或用温开水送服，每日 3 次。用于急性扁桃体炎。

2. 金果饮 每次 15mL，每日 3 次。用于慢性扁桃体炎。

七、扁桃体炎患儿常用的药膳有哪些

1. 百合炖香蕉 百合 15g，去皮香蕉 2 个，冰糖适量，加水同炖，服食之。养阴清肺，生津润燥。

2. 五汁饮 雪梨 100g，甘蔗 100g，荸荠 100g，鲜藕 100g，鲜芦根 100g。将上五味榨汁混合，每日饮用，10 天为 1 个疗程，可滋阴降火，清利咽喉。

3. 雪梨川贝炖冰糖 雪梨 1 个去皮及心，川贝 3g 放入雪梨空心内，冰糖适量。共放碗内加盖，沸水炖熟服食。

4. 罗汉果冰糖茶 罗汉果半个，冰糖适量。共放杯内沸水泡，代茶饮。

5. 石榴汁 取鲜石榴 2～3 个，去核截取果肉，捣碎，加白开水适量，浸泡半小时即成。一日数次，含汁漱咽喉。

第五节 腺样体肥大

一、什么是腺样体肥大

腺样体又称增殖体，自幼年起逐渐增大，到10岁左右开始萎缩，故急性腺样体炎是小儿期疾病。本病常和咽炎、扁桃体炎等上呼吸道感染同时发生，由于腺样体位置隐蔽，易被忽视。本病常由细菌或病毒感染引起，细菌与病毒混合感染不少见。临床表现为患儿常突起发热，体温高达40℃，鼻塞严重，用口呼吸，哺乳困难，如并发咽炎则有吞咽痛。炎症若延向两侧咽鼓管咽口，可有耳内闷胀、耳痛、听力减退等，感染严重者可引起化脓性中耳炎。用小儿型纤维鼻咽镜检查可见腺样体充血肿大，表面覆有渗出物。鼻腔和口咽也有不同程度的急性炎症现象，咽后壁有下流的分泌物黏附。腺样体因炎症的反复刺激而发生病理性增生，称腺样体肥大。本病多见于儿童，常与慢性扁桃体炎合并存在。

二、腺样体肥大有哪些症状

局部症状：多表现为打鼾、张口呼吸、睡眠憋气、鼻塞、流涕、听力下降、注意力不集中、学习成绩下降等。儿童鼻咽腔狭小，如腺样体肥大堵塞后鼻孔及咽鼓管咽口，可引起耳、鼻、咽、喉等处症状。如并发非化脓性中耳炎，导致听力减退和耳鸣，或并发鼻炎、鼻窦炎，有鼻塞及流涕等症状。说话时带闭塞性鼻音，睡时发出鼾声及睡眠呼吸暂停等；因分泌物向下流并刺激呼吸道黏膜，常引起阵咳，易并发气管炎；由于长期张口呼吸，致使面骨发育障碍，上颌骨变长，腭骨高，牙列不齐，上切牙突出，缺乏表情，出现所谓"腺样体"面容。

全身症状：全身发育和营养状况较差，并有夜惊、磨牙、遗尿、反应迟钝、注意力不集中等反射性神经症状。此外，长期呼吸道阻塞、肺换气不足，可引起肺动脉压升高，重者导致右心衰竭。

三、腺样体肥大患儿居家调护要注意什么

该疾病危害性大，但易被家长忽视，如治疗不及时，可引起诸多并发症，对儿童的生长发育造成严重危害，建议家长针对病因做好护理。同时，家长应注意患儿夜间睡眠情况，观察打鼾、张口呼吸、憋气等症状是否缓解或消失。

1.避免淋雨、受凉和过度疲劳；避免用手去揉擦眼睛和抠鼻；避免在流感高发期去人群聚集的场所。

2.坚持用冷水洗脸和清洗鼻腔，提高耐寒能力；经常室内开窗通风，保持室内空气新鲜。

3.适当增加活动，增强抵抗力，预防感冒的发生。

4.及时治疗上呼吸道感染，防止并发鼻炎、鼻窦炎，对于鼻炎、鼻窦炎患儿，应视情况给予抗生素、糖皮质激素等进行治疗，过敏性鼻炎患儿在生活中应注意避免接触过敏原，合理膳食，增强体质。擤鼻涕要注意正确的方法，应先堵塞一侧鼻孔，擤干净另一侧鼻孔的鼻涕，交替进行。

5.改善生活环境卫生，减少屋内尘螨暴露数量，定期用热水洗烫床单、毛绒玩具，并在阳光下暴晒；婴幼儿远离烟

草烟雾和雾霾环境；避免接触狗、猫等宠物。

四、腺样体肥大患儿饮食要注意什么

1. 腺样体肥大的孩子，家长在养护当中首先特别需要重视孩子的饮食，因为肺热产生的最主要原因与饮食有关，现在物质太丰富，肉类摄入太多，是引起肺热的一个关键原因。饮食上尽量减少辛辣、油腻食品，高热量食品的摄入，多摄入一些新鲜的蔬菜，尤其每天的饮食中一定要有大量的绿叶蔬菜，以增加纤维素的摄取而促进排便。经常食适量的鱼、蛋、禽、瘦肉、豆类等优质蛋白，养成良好的生活习惯。

2. 避免既往引发个体过敏的特定食物。

3. 多饮水。

五、腺样体肥大有哪些推拿方法

1. 揉迎香、按鼻通　迎香宜斜向后上方用力按压，至面部酸胀，甚至泪水溢出为佳。可按压，得气，放松，再按压，操作 10 ～ 20 次，也可揉 3 按 1，操作 1 ～ 2 分钟。

2. 叩前额　略。

3. 双风灌耳　抱患儿同向坐于腿上，双掌快速从外向内密闭患儿双耳，突然放开，再密闭，反复操作 10 次左右。

4. 鼓气法　捏住患儿鼻孔，让其尽力鼓气，以耳眼受到震动为佳（反复鼓 10 次左右），鼓气时务必密闭鼻孔，嘱患儿尽力鼓气。先做双风灌耳，再做鼓气法治疗疗效更佳。

5. 擦肺俞　略。

六、腺样体肥大有哪些外治方法

1. 艾灸法　此类患儿多同时伴有食少，纳差，腹胀，大便溏或便秘症状，或反复感冒，流涕等症状。可温灸中脘穴15～30分钟，调其根本，增强其自身的体抗力。再温灸迎香穴、鼻通穴、印堂穴，治其鼻塞、喷嚏、呼吸暂停等。

2.拔罐法　患儿俯卧，取其背部的风门穴、肺俞穴、脾俞穴、胃俞穴、肝俞穴、胆俞穴、大肠俞穴，以闪罐法每穴3次，再定罐5～8分钟。

3.耳压法　以王不留行贴压双侧耳部内鼻、外鼻、咽、肺、胃、肝、肾等穴，每贴保留2～3天，每天揉捏数次。

4.熏鼻法　以中药荆芥、薄荷、紫苏、白芷、苍耳子、辛夷花、鱼腥草等为主，加水煮沸5分钟，以药水蒸气熏鼻，每日1～2次。

七、腺样体肥大患儿常用的中成药有哪些

1.鼻渊通窍颗粒　疏风清热，宣肺通窍。用于外邪犯肺证。开水冲服，每袋15g，小儿每次5g～10g，每日3次。

2.鼻渊舒口服液　疏风清热，祛湿通窍。用于肺经风热及胆腑郁热证。口服，每次10mL，每日2～3次。

3.香菊胶囊　疏风清热，宣肺通窍。用于急、慢性鼻炎、鼻窦炎等。口服，每次2片，每日3次。

八、腺样体肥大患儿常用的药膳有哪些

1. 可参照扁桃体炎药膳调护。

2. 可选用海带、海蜇等软坚散结，这也是治疗本病很好的药用食物。

3. 红枣、核桃仁、黑芝麻各适量，黑米100g，加冰糖同煮成粥，每日1次。常服可健脾补肾，提高机体抵抗力。

第六节 支气管炎

一、什么是支气管炎

支气管炎是支气管黏膜发生炎症所导致，常与气管同时受累。一般分为急性支气管炎和慢性支气管炎，儿童常见急性支气管炎。临床以咳嗽伴或不伴支气管分泌物增加为特征。咳嗽作为支气管炎的症状也是中医的一个病名。它是由不同原因所致肺失宣肃、而出现以咳嗽为主要临床见症的一种肺系病证。在儿科门诊中50%以上的患儿以咳嗽为主诉来诊。

本病一年四季均可发生，以冬春季发病率高。任何年龄小儿均可发病，尤以婴幼儿多见。本证预后一般较好。

古代医籍中有关咳嗽的论述较多，《素问·咳论篇》论述其病机及症状。有关小儿咳嗽的记载，首见于《诸病源候论·嗽候》："嗽者，由风寒伤于肺也。肺主气，候皮毛，而俞在于背。小儿解脱，风寒伤皮毛，故因从肺俞入伤肺，肺感微寒，即嗽也。"《幼幼集成·咳嗽证治》："凡有声无痰谓之咳，肺气伤也；有痰无声谓之嗽，脾湿动也；有痰有声谓之咳嗽。"说明二者有别，但常常并存，故统称为咳嗽。

二、支气管炎患儿居家生活要注意什么

1. 克服沉闷、抑郁情绪，保持心情舒畅，积极参加各项活动。

2. 保持家庭良好环境，患儿所处居室要温暖，通风和采光良好，并且空气中要有一定湿度，防止过分干燥。如果家中有吸烟者最好戒烟或去室外吸烟，防止烟害对患儿的不利影响。

3. 小儿患支气管炎时有不同程度的发热，水分蒸发较大，应注意给患儿多喂水。可用糖水或糖盐水补充，也可用米汤补给。饮食以半流质为主，以增加体内水分，满足机体需要。

4. 温度变化，尤其是寒冷的刺激可降低支气管黏膜局部的抵抗力，加重支气管炎病情，因此，家长要随气温变化及时给患儿增减衣物，尤其是睡眠时要给患儿盖好被子，使体温保持在 36.5℃以上。

5. 小儿患支气管炎时营养物质消耗较大，加之发热及细菌毒素影响胃肠功能，消化吸收不良，因而患儿体内营养缺乏是不容忽视的。对此，家长对患儿要采取少量多餐的方法，给予清淡、营养充分、均衡易消化吸收的半流质或流质饮食，如稀饭、煮透的面条、鸡蛋羹、新鲜蔬菜、果汁等。

6. 患儿咳嗽、咳痰时，表明支气管内分泌物增多，痰多者应该经常换体位及拍打背部，以促进痰液排出。为促进分泌物顺利排出，如果是婴幼儿，除拍背外，还应帮助翻身，每 1～2 小时一次，使患儿保持半卧位，有利痰液排出。

7. 小儿患支气管炎时多为中低热，如果体温在 38.5℃以下，一般无需给予退热药，主要针对病因治疗，从根本上解

决问题。如果体温高，较大儿童可予物理降温，即用冷毛巾头部湿敷或用温水擦澡，但幼儿不宜采用此方法，必要时应用药物降温。

三、支气管炎患儿饮食要注意什么

1. 食物宜清淡。新鲜蔬菜，如白菜、菠菜、油菜、萝卜、胡萝卜、西红柿、黄瓜、冬瓜等，不仅能补充多种维生素和无机盐的供给，而且具有清痰、去火、通便等功能；黄豆及豆制品含人体需要的优质蛋白，可补充慢性气管炎对机体造成的营养损耗，又无聚痰化火之弊端。

2. "鱼生火，肉生痰"，因此忌食辣椒、胡椒、蒜、葱、韭菜等辛辣之物，忌食海腥油腻之品。

3. 实热体质多吃水果，避免过食肥腻之品，忌辛辣、香燥之品。

4. 寒性体质慎用或忌用寒凉之品。

四、支气管炎可用哪些推拿方法

（一）随症选穴

1. 风寒咳嗽

主症：咳嗽痰稀，鼻塞流涕，头身疼痛，恶寒无汗，苔薄白，脉浮紧，指纹浮红。

治则：解表散寒，止咳化痰。

处方：推攒竹，推坎宫，揉太阳，揉耳后高骨，清肺经，运内八卦，推三关，掐揉二扇门，推揉膻中，揉乳根，揉乳旁，揉肺俞，分推肩胛骨。

2. 风热咳嗽

主症：咳嗽痰稠，鼻流浊涕，头晕，汗出，口渴咽痛，便秘，小便黄，苔薄黄，脉浮数，指纹鲜红或紫红。

治则：疏风清热，宣肺止咳。

处方：推攒竹，推坎宫，揉太阳，揉耳后高骨，清肺经，运八卦，清天河水，退六腑，推揉膻中，揉肺俞，分推肩胛骨，按揉丰隆。痰多咳喘，加推小横纹。

3. 阴虚咳嗽

主症：久咳，咳嗽以午后为主，身微热或干咳少痰，咽喉痒痛，面色潮红，五心烦热，形体消瘦，舌红少津，脉细数。

治则：养阴清肺，润燥止咳。

处方：补脾经，补肺经，运内八卦，推揉膻中，揉乳根，揉乳旁，揉肺俞，按揉足三里。

（二）常用手法

1. 患儿扶抱或仰卧，家长固定患儿上肢，清肺经、退六腑各300次，推三关100次。

2. 患儿俯卧位，分推肩胛骨100次，按揉肺俞、大椎各1分钟。

3. 按揉膻中、丰隆穴各2分钟。

4. 推太阳30次。

5. 拿风池、肩井穴各10次。

6. 痰热者清心经100次。加揉丰隆50次，揉中脘3分钟。

7. 按揉掌小横纹200次。

8. 清肝经300次，逆运内八卦100次。

9. 点揉天突、膻中、丰隆穴各1分钟。

10. 头痛、鼻塞加揉阳池50次。

11. 高热不退，挤捏天突至剑突及两侧和大椎至第1腰椎及两侧，至皮下轻度瘀血为止。

五、支气管炎有哪些外治方法

（一）综合外治法

1.刮痧　刮拭风池、曲池 10 次，泻法。刮拭膀胱经，风门至膈俞各 10 次。刮板轻拍肺经 20 次。点按阴陵泉、足三里、丰隆穴各 15 次。

2.拔罐　拔罐肺俞、风门、脾俞、承山 5 ～ 10 分钟；双侧膀胱经走罐 6 次；闪罐膻中、孔最。

3.穴位贴敷　丁香 0.5g，肉桂 5g，麻黄 5g，苍耳子 3g，干姜 5g，生甘草 3g，白术 6g，研细末，清水糊丸，外敷肺俞，每日 2 ～ 4 小时。

4.艾灸　足三里 10 分钟，肺俞、风门各 5 分钟。

（二）其他外治法

1.顽固咳嗽　白芥子 40g，紫苏子 40g，莱菔子 40g，生姜 5 片，食盐 250g。将上药焙干，混合并共研细末，炒热至 50℃左右，装入薄纱布袋，扎紧口袋，在患儿背部两侧肺区及腋下来回熨敷，每次 30 ～ 40 分钟，每日 2 ～ 3 次，1 剂药可连用 2 天。每次熨敷时均需要加热。

2.风寒咳嗽　麻黄、细辛、甘草等分。共研细末，加大蒜适量，共捣膏状，纱布包裹敷肚脐。2 日换 1 次。

3.风热咳嗽　栀子、桃仁各 20g，杏仁 6g，糯米、胡椒各 1g。共研细末，用鸡蛋清调成膏，敷两脚心（涌泉穴）及足背相对应位置，覆盖薄膜绷带固定，12 小时换 1 次。

六、支气管炎患儿可以用哪些中成药

1.小青龙冲剂　每次 1 袋，每日 3 次。用药期间忌饮食生冷，慎寒凉。

2. 芩暴红止咳口服液 清热化痰，止咳平喘。用于痰热壅肺所致的咳嗽、痰多；急性支气管炎及慢性支气管炎急性发作见上述证候者。口服，每次 10mL，每日 3 次。

3. 清肺消炎丸 清肺化痰，止咳平喘。用于痰热阻肺，咳嗽气喘，胸胁胀痛，吐痰黄稠；上呼吸道感染、急性支气管炎、慢性支气管炎急性发作及肺部感染见上述证候者。口服。1 岁以内小儿每次 10 丸，1～3 岁每次 20 丸，3～6 岁每次 30 丸，6～12 岁每次 40 丸，12 岁以上及成人每次 60 丸，每日 3 次。

4. 肺力咳合剂 清热解毒，止咳祛痰。用于咳喘痰多，呼吸不畅，以及急性支气管炎、慢性支气管炎、肺气肿见上述证候者。口服，7 岁以内每次 10mL，7～14 岁每次 15mL，每日 3 次。

5. 小儿宣肺止咳颗粒 1 岁以内小儿每次 1/3 袋（每袋 8g），1～3 岁每次 2/3 袋，4～7 岁每次 1 袋，8～14 岁每次 1.5 袋。每日 3 次。用于咳嗽风寒外束，痰热郁肺证。

6. 急支糖浆 每次 5～10mL，每日 3 次。用于风热咳嗽。

7. 蛇胆川贝液 每次 10mL，每日 2～3 次。用于风热咳嗽。

8. 半夏露 每次 5～10mL，每日 2～3 次。用于痰湿咳嗽。

9. 罗汉果止咳糖浆 每次 5～10mL，每日 2～3 次。用于阴虚咳嗽。

七、支气管炎患儿可以用哪些药膳

1. 痰热咳嗽 鲜枇杷叶 50g，竹茹 25g，陈皮 10g，蜂蜜适量。前 3 味洗净取汁，加蜂蜜调匀服用。日 1 剂。

2. 燥热咳嗽 桑叶 15g，杏仁、冰糖各 9g。加水 300mL，煎至 100mL，趁热服用。日 1 剂。

3. 脾虚咳嗽 鲜百合 20g，糯米 50g，共煮粥，冰糖调服。健脾补肺，止咳定喘。

4. 痰湿咳嗽 芥菜头适量切碎，粳米 50g，共煮粥服。温化痰饮。

5. 风寒咳嗽 白术 30g，粳米 100g，如常法煮粥，趁热时加紫苏叶 10 ～ 15g，热服，可祛风散寒。

6. 阴虚久咳 银耳 10g，黑木耳 10g，用温水泡发，洗净与冰糖 30g 一起放入碗内，加水适量，放在蒸笼中蒸 3 小时即成。每次 2 ～ 3 汤匙，每日 3 次。能滋阴补肾，润肺止咳。

第七节 肺 炎

一、什么是肺炎

肺炎又称"肺炎喘嗽"，是小儿时期常见的肺系疾病之一，为客邪郁闭于肺所致。临床以发热、咳嗽、气急、鼻翕为特征。重者可见张口抬肩，摇身撷肚，面色苍白，口唇青紫等症状。本病相当于西医的小儿肺炎，一年四季均可发生，尤以冬春两季为多。好发于婴幼儿，年龄越小，发病率越高，病情越重。

清代以前关于小儿肺炎的叙述多散见于肺胀，马脾风各章节中。如《小儿药证直诀·肺盛复有风冷》说："胸满短气，气急喘嗽上气。"《幼科全书》云："胸高、气促肺家炎。"症状与病名皆具备。《全幼心鉴》载有"马脾风"候，症状描述详尽，治疗方法迄今仍有临床价值。

要防止急性呼吸道感染及呼吸道传染病对婴幼儿的侵害，尽可能避免其接触呼吸道感染的病人，尤以弱小婴儿受感染后易发展成肺炎，应注意防治容易并发严重肺炎的呼吸道传染病，如百日咳、流感及麻疹等，尤其对免疫缺陷性疾病或应用免疫抑制剂的患儿更要注意。

已患肺炎的婴幼儿抵抗力弱，易染他病，应积极预防可能引起严重预后的并发症，如脓胸、脓气胸等，在病房中应将不同病原的患儿尽量隔离，恢复期及新入院患儿也应尽量分开，医务人员接触不同患儿时，应注意消毒隔离操作，近年来有用苍术、艾叶等中药香熏烟以减少空气中病原体的报道，此法可用来预防交叉感染。

二、肺炎患儿生活调护要注意什么

1.屋内的温度和湿度要适当。温度保持在20℃左右，湿度保持在60%。

2.多给患儿补充水分、维生素以及蛋白质，进食以少量多次为佳。

3.保持患儿的呼吸道通顺，防止呼吸困难引起窒息。

4.可以改变孩子体位，做体位引流或吸痰等以助于宝宝将痰排出。按照医生指导使用适量抗生素，也有助于消炎化痰。

5.保持卧室清洁，室内要开窗通风，使空气流通，但避免直接吹风。

6.多晒太阳，防止佝偻病及营养不良是预防重症肺炎的关键。从小锻炼体格，经常在户外活动，使机体耐寒及对环境温度变化的适应能力增强，就不易发生呼吸道感染及肺炎。

三、肺炎患儿饮食要注意什么

1. 发病期

肺炎属急性热病，消耗人体正气，影响脏腑功能，易于导致消化功能降低，食物应以高营养、清淡、易消化为宜，不要吃大鱼、大肉、过于油腻之品，以免中焦受遏，运化不利，营养反而不足。油腻之品大多性属温热，可以生内热，湿滞为痰，不利于肺气的早日康复。

辛辣食品性质温热，易化热伤津，而肺炎又属热病，两热相加，犹如负薪救火，使病情加重。所以，肺炎患者在膳食中不应加入辣椒、胡椒、芥末、川椒等调味品。

水果要适量也要选择品种，肺炎患者适量的多饮水和进食水果对疾病的康复是有利的。多数水果对本病有益，但不宜吃甘温的水果，如桃、杏、李子、橘子等，以免助热生痰。即使是一些寒性水果，也非多多益善。如果过量的吃一些寒凉性质的水果，可损伤到脾胃的阳气，有碍运化功能，不利于疾病的康复。

发热时以流质、半流质饮食为宜，给予富有营养的清淡饮食，忌食油腻及刺激食品，以防助热生痰。

2. 恢复期

多吃高蛋白营养丰富食物如瘦肉、牛肉、猪肝、蛋类、家禽、鲜鱼、黄鳝、虾、牛奶及豆制品等。

主食用米饭、大米粥、馒头、包子、馄饨、挂面等。

多吃瓜果，如西瓜、梨、苹果、橘子、柑、葡萄、荸荠等。

四、肺炎可用哪些推拿方法

（一）分期论治

1. 肺炎早期

主症：起病急，发热、恶寒、无汗或少汗，咳嗽气急、鼻塞或鼻翕、烦躁口渴、恶心不食、舌苔红薄黄，肺部听诊有湿啰音，X线检查显示肺纹理增多或炎性改变。

处方：运八卦，平肝清肺，清天河水，清胃经。

2. 肺炎中期

主症：发热不退、面赤口渴、咳喘气促、呼吸困难、痰气上壅，唇色发绀、鼻翼扇动、烦躁不安。严重还会出现高热抽风，呕吐昏迷、舌红苔黄。肺部听诊有密集细小湿啰音，X 线检查有点片状或大片阴影。

处方：逆运八卦，平肝清肺，退六腑，推掌小横纹；惊厥加捣小天心，呕吐加清胃经，正虚体弱加揉二马。

3. 肺炎恢复期

主症：面色苍白、咳声低弱、动则气喘或低热盗汗、手足心热或食少便溏、浑身乏力、舌淡苔红。

处方：补脾经，揉二马，清肺经，清天河水。

（二）分证论治

1. 风热犯肺

主症：发热微汗出，咳嗽气喘，痰黄黏稠，流黄涕，咽喉痛痒，口干而渴，舌尖红赤，苔薄黄或黄腻；咽充血，扁桃体肿大；脉浮数，指纹鲜红在风关。

治则：清热解表，宣肺止咳。

处方：分手阴阳，清肺经，清肾经，水底捞明月，清天河水，退六腑，按揉天突，分推膻中，揉肺俞、丰隆，开天门，推坎宫，运太阳。

2. 痰热闭肺

主症：持续高热，咳嗽频繁，喉中痰鸣，咳痰黄稠，难于咳出，气急喘促，张口抬肩，鼻煽唇青，烦躁不安，舌质红，苔黄燥或腻，脉滑数，指纹红紫。

治则：清热宣肺，涤痰定喘。

处方：清板门，点天突，清脾经，清肺经，揉掌小横纹，清大肠，运内八卦，退六腑，水底捞明月，开璇玑，按揉乳根、乳旁。

五、肺炎可用哪些外治法

1. 炒栀子、明矾、桃仁各 3g。共研细末，醋调敷胸部。

2. 大黄、黄柏、泽兰、侧柏、薄荷各等份。茶水调药末，外敷胸部啰音密集处，每天换药 1 次，用于迁延性肺炎啰音不消失者。

3. 黄连、黄芩、大黄各等份。烘干研细末，过筛后用酒调成膏，敷胸背啰音密集处，有退热消啰音之功。

六、肺炎患儿的常用中成药有哪些

1. 小儿麻甘颗粒　平喘止咳，利咽祛痰。用于小儿肺炎喘咳，咽喉炎症。口服。1 岁以下小儿每次 0.8g，1～3 岁每次 1.6g，4 岁以上每次 2.5g，每日 4 次。

2. 小儿肺炎散　清热解毒，清火祛痰，止咳定喘。用于小儿肺热咳喘，喘息痰盛。口服，每次 0.6～0.9g，每日 2 次，3 岁以下小儿酌减。

3. 贝芩胶囊　清热化痰，止咳平喘。用于痰热阻肺，气喘咳嗽。口服，每次 0.6g，每日 3 次。小儿每次 0.15～0.6g，1 岁以内酌减，每日 2 次。

4. 小儿咳喘灵泡腾片　有良好的清热解毒、宣肺祛痰、止咳平喘的功效，主要用于治疗上呼吸道感染，咽喉炎，扁桃体炎，急、慢性支气管炎，支气管哮喘，细菌性、病毒性肺炎。服用时先把泡腾片放入杯中，加温开水使药物完全溶解后口服。1～3 岁每次 1 片，用温开水 30mL 泡腾溶解后口服；3～5 岁每次 1.5 片，用温开水 60mL 泡腾溶解后口服；5～7 岁每次 2 片，用温开水 100mL 溶解泡腾片后口服。每日 3 次。

5. 小儿肺热咳喘口服液　用于热邪犯于肺卫所致发热、汗出、微恶风寒、咳嗽、痰黄，或兼喘息、口干而渴。口服，1～3 岁每次 1 支，每日 3 次；4～7 岁每次 1 支，每日 4 次；8～12 岁每次 2 支，每日 3 次。

6. 双黄连口服液　每次 3～10mL，每日 2～3 次。用于风热闭肺证。

7. 清开灵注射液　按年龄大小，每次 10～30mL，以 5% 葡萄糖注射液 100～250mL 稀释，静脉滴注，每日 1 次。用于风热闭肺证、痰热闭肺证。

8. 穿琥宁注射液　每次 20mL，以 5% 葡萄糖注射液 100～250mL 稀释，静脉滴注，每日 1 次。用于痰热闭肺证。

七、肺炎患儿的常用药膳有哪些

1. 杏仁粥　杏仁 10g，去皮尖，加水研磨，过滤取汁，大米 30g。将以上材料加水适量，一起煮粥，给孩子服用。

2. 百部生姜汁　百部 10g，生姜 6g，蜂蜜少许。将百部、生姜加水适量，煎煮取汁，调入蜂蜜后，温热时给孩子服用。1 岁以下的患儿不宜食用蜂蜜，可稍加砂糖调味。

3. 梨粥　鸭梨 3 个洗净，切碎，加水适量煎煮 30 分钟，捞去梨渣，再加入淘净的大米适量，煮烂成粥趁热食用。

4. 蒲公英桔梗汤　蒲公英 15～30g，桔梗 5～10g，白糖适量。将蒲公英洗净切碎，与桔梗加水同煎，取汁去渣，汁约半碗，加入白糖稍炖后即成，待温服食。日 1 剂，分 2 次服，连服 3～5 天。能祛痰止咳，清热解毒。

5. 鱼腥草宁肺汁　鲜鱼腥草 100～200g，蜂蜜适量。将鱼腥草洗净，略捣，用干净纱布绞取汁液，与蜂蜜调匀，置杯中，隔水炖 10 ～ 20 分钟。每次 1 ～ 2 匙，每日 3 ～ 4 次。能清热宣肺，祛痰定喘。

6. 鱼腥草猪肚汤　鱼腥草 60 ～ 120g。猪肚 1/2 ～ 1 个，调味品适量。将猪肚翻洗干净，将洗净的鱼腥草放于猪肚中，扎好，以文火炖汤，汤熟时加入调味品即可。食猪肚，饮汤，能健胃清肺，止咳祛痰。

7. 党参百合粥　党参 10 ～ 30g，百合 10 ～ 20g，粳米 50 ～ 100g，冰糖少许。取党参浓煎取汁；百合、粳米同煮成粥，调入药汁及冰糖即成，待温服食，再煮一二沸即成，待温服食。每日 2 次，温热服用。能补脾益气，润肺止咳。

第八节　支气管哮喘

一、什么是哮喘

哮喘是小儿时期的常见疾病。哮指声响，喘指气息，哮必兼喘，故通称哮喘。临床以发作性喉间哮鸣气促，呼气延长，严重者不能平卧，呼吸困难，张口抬肩，摇身撷肚，口唇青紫为特征，常在清晨与夜间发作，症状可经治疗或自行缓解。本病一年四季都可发生，尤以冬春两季及气候多变时易于发作。本病有明显的遗传倾向，常发生于 8 岁之前，其中半数左右患者发生于 3 岁之前，在青春期之前，男孩哮喘的患病率是女孩的 1.5 ～ 3 倍，青春期这种差别消失。"哮喘"病名最早见于《丹溪心法》。《幼科发挥·哮喘》云："小儿素有哮喘，遇天雨则发者……发则连绵不已，发过如常，有时复发，此为宿疾，不可除也。"其有反复发作、难以根治的临床特点。

二、哮喘患儿居家生活要注意什么

1. 消除或避免接触变应原　吸入变应原是诱发支气管哮喘的主要因素。因此，应尽量消除生活环境中的变应原，不能消除则尽量避免接触变应原，可明显控制支气管哮喘的发作次数及发作程度。

最常见的变应原有室尘、尘螨、花粉、霉菌、丝绸、动物皮毛、蟑螂、过敏食物等，支气管哮喘患儿应根据自己不同的情况采取不同的方法进行预防。

2. 控制呼吸道感染　呼吸道感染与支气管哮喘发作直接相关，因此，支气管哮喘患儿在流感、副流感等呼吸系统传染病流行时，应尽量避免去公共场所，家人有呼吸道感染时也应注意隔离。平时注意保暖，起居有节，避免过度劳累、淋雨等。一旦出现呼吸道感染，则应积极治疗，采取有效措施防止疾病进一步发展。

3. 体育锻炼　支气管哮喘患儿在哮喘缓解期或药物控制下可进行体育锻炼。坚持适当的体育锻炼可以增加支气管哮喘患儿身体素质，增强心肺功能，以达到减少支气管哮喘发作次数的目的。适合支气管哮喘患儿的体育锻炼项目有游泳、体操、羽毛球、散步、骑车、慢跑等耐力性运动练习。耐力运动的原则是做适当强度的运动，并持续一定的时间，具体方法视体力情况而定。

4. 居室宜空气流通，阳光充足　冬季要暖和，夏季要凉爽通风；避免接触特殊气味。

三、哮喘患儿饮食要注意什么

有些食品可以引发支气管哮喘，故忌口是首要。患儿应当根据自己的情况，或食物皮肤试验找出与发作明显相关的食物，严格禁忌食用。最易引发支气管哮喘的食物是蛋白含量高的食品，如牛奶、蛋类、鱼、虾、蟹、贝类、各种肉类、面粉、番茄、巧克力及某些食用昆虫等。其次，饮食不节，过甜、过咸、过腻都与哮喘发作有关。我国古代医家有见解说："欲拔病根，必断厚味。"

支气管哮喘患儿的饮食应当遵循以下原则。

1. 饮食宜清淡，忌肥腻。

2. 饮食宜温热，忌过冷过热。

3. 饮食宜少量多餐细嚼慢咽，不宜过饱。

4. 饮食忌过咸过甜。

5. 不喝冷饮及人工配制的含气饮料。

6. 避免吃刺激性食物和产气食物。

7. 忌吸烟、喝酒。

四、哮喘患儿可用哪些推拿方法

（一）基本手法

面对患儿先做头部常例手法，推攒竹（开天门）30次，推坎宫（分头部阴阳）30次，揉太阳30次。继而分别按揉膻中、乳旁、乳根穴，每穴1～2分钟。起宽胸宣肺之功效。再治疗手部穴位，补脾经500次，运内八卦400次，掐四横纹，每横纹3～5次，揉板门500次，特别是揉板门结合搓、擦胁肋100次能降气平喘。

在患儿背面，以中指定大椎，食、环两指分别置于左右定喘穴（大椎旁0.5寸，属经外奇穴），用三指揉，各100次，双指揉肺俞100次，分推肩胛骨100次；左右方向擦肺俞穴，以热为度，拿肩井3～5次结束治疗。

（二）随症加减

1. 寒喘者 加推上三关300次，按揉风池10～20次，擦脊柱及两侧膀胱经，均以热为度。

2. 热喘者 加清肺经300次，清大肠200次，退六腑300次，推脊300次，揉丰隆100次。

3. 虚喘者 补肺经300次，补肾经500次，揉丹田3～5

分钟，按揉足三里 20 次，双指揉肺俞、脾俞、肾俞各 1
分钟。

（三）辨证分型

1. 寒喘型

主症：咳嗽气促，喉间有哮鸣音，痰多白沫，形寒无
汗，面色偏白，四肢不温。口不渴或喜热饮，舌苔薄白或白
腻，脉浮紧。

治则：温肺、豁痰、平喘。

处方：补脾经，清肺经，补肺经，揉小横纹，揉板门，
揉外劳宫，分推膻中，揉乳根，揉乳旁，黄蜂入洞。

2. 热喘型

主症：咳喘哮鸣，痰稠色黄，发热面红，胸膈满闷，
渴喜冷饮，小便黄赤，大便秘结；舌苔薄黄脉滑数；指纹
紫红。

治则：清肺、降逆、平喘。

处方：推板门，清肺经，清大肠，运内八卦，揉小横
纹，捏挤天突、大椎，推膻中，分推肩胛骨，推肺俞，推下
七节骨。

3. 缓解期

主症：平素怯寒自汗，发前喷嚏，鼻塞，流清涕；或常
因饮食不节引发本病；患儿静息时也有气短，活动时加重。

治则：扶正固本，调理肺脾肾。

处方：补脾经，推肺经，补肾经，运土入水，揉外劳
宫，黄蜂入洞，按揉定喘穴，揉肺俞、脾俞、肾俞、三
焦俞。

五、哮喘患儿常用的外治法有哪些

（一）综合外治法

1. 刮痧　点法，大椎、风门、肺俞、天宗、云门、曲池20次。直刮法、摩法，背部膀胱经20次。摩法，肺经的大臂部分，20次。直刮法，平补平泻，委中至承山20次。

2. 拔罐　闪罐，肺俞、膈俞、心俞、天宗、承山。走罐，风门—脾俞、天宗—肩髎、合阳—承山。

3. 穴位贴敷　紫苏子、桂枝、干姜各3g，细辛1g，杏仁3g，枳壳2g，焦神曲、焦山楂各5g，打粉糊丸敷脐2～4小时或敷肺俞、风门每日4～6小时。

4. 艾灸　肺俞、天宗15分钟，天井穴10分钟。

（二）其他外治法

1. 白芥子、紫苏子、莱菔子、地龙各等分。上药研末，调配成泥膏状，制成直径为1cm、厚约0.3cm的药，择农历头伏、中伏、末伏的第一天及冬至日贴敷定喘、肺俞、肾俞、天突、膻中，用胶布固定。

2. 麻黄、白芥子、细辛、矮地茶、丁香、生姜各等份。制备成橡胶膏类制剂型的膏药，规格为4cm×4cm。每张含生药1.2g，治疗贴穴双侧肺俞、定喘、膏肓6个穴，7天为1个疗程。

六、哮喘患儿常用的中成药有哪些

1. 气喘冲剂　该药主治肺寒咳嗽、气喘、舌淡苔白。适用于慢性支气管炎、支气管哮喘具有肺寒症状者。口服，每次1袋，每日2次，开水冲服。

2. 青石冲剂　该药主治外感风寒，内有痰饮化热所致的咳喘。症见恶寒发热、咳嗽喘促、痰稀色白量多成淡黄、舌淡红、苔滑润、脉浮数或滑数。适用于上呼吸道感染、急慢性支气管炎、支气管哮喘等见有上述症状者。干咳、虚咳者忌用。口服,每次1袋,每日3次,开水冲服。7岁以下儿童服用半量。

3. 哮喘冲剂 平喘,止咳,化痰。主治肺热哮喘、咳嗽气喘、胸闷痰黏、痰白色或黄色、不易咳出,或有发热等症状。适用于支气管哮喘、喘息性支气管炎等见有上述症状者。哮喘伴有肺源性心脏病、冠状动脉粥样硬化、高血压或甲状腺机能亢进者忌用。口服,每次1袋,每日2次。病重患者,每次服2包或加服1次,开水冲服。

七、哮喘患儿常用的药膳有哪些

1. 山药甘蔗粥 生山药100g,甘蔗汁半杯。将生山药去皮、切片、捣烂;加入甘蔗汁,用文火炖熟,温热服食,分2次服完,每日1次。服第2次时,可用小瓷盆加入开水,再将粥碗放入水中温热后服食,连服3日,可健脾补肺益气。

2. 绿茶鸡蛋 绿茶15g,鸡蛋2个。用绿茶、鸡蛋加水一碗半同煮,蛋熟后去壳再煮,至水煮干时取蛋吃,每日2次,可化痰平喘。

3. 南瓜汁 南瓜1个,重500～1000g。切开顶盖,去瓤加入姜汁少许和冰糖、蜂蜜适量,盖好顶盖,加水炖2小时,分服。适宜于肺、肾两虚的支气管哮喘患者。

4. 二仁汁 核桃仁30g,南杏仁10g,姜汁少许,捣碎后加蜂蜜适量蒸服,可化痰止咳。

5. 玉竹沙参老鸭汤 玉竹、沙参各50g,老鸭1只。将

四季养肺保儿康

老鸭宰杀后洗净，放砂锅内，再放入玉竹、沙参，加水适量。先用武火烧沸，再用文火焖煮 1 小时以上，使鸭肉熟烂，放入调料。每日服 2 次，吃肉喝汤，可养阴润肺。

6. 杏仁蒸鸭 杏仁 15g，白鸭 500g，绍兴酒 50g，鸡油精 20g。白鸭加杏仁、绍兴酒、鸡油精清汤蒸煮，并加调料适量，蒸熟即可，能止咳定喘，祛痰温肺。

7. 杏仁蜂蜜汤 杏仁 9g，蜂蜜 30g。杏仁去皮尖，与蜂蜜共放锅中，加水适量，炖汤服食。能润肺补中，宣肺平喘，润肠通便。

第九节 手足口病

一、什么是手足口病

手足口病是感受湿瘟疫毒时邪所致的发疹性传染病。引发手足口病的肠道病毒有 20 多种，其中以柯萨奇病毒和肠道病毒为最常见，临床以手、足、口咽部疱疹为特征。普通病例表现为急性起病，发热、口痛、厌食，口腔黏膜出现散在疱疹或溃疡，舌、颊黏膜及硬腭等处为多，也可波及软腭、牙龈、扁桃体和咽部。手、足、臀部、臂部、腿部出现斑丘疹，后转为疱疹，疱疹周围可有炎性红晕，疱内液体较少。手足部较多，掌背面均有。皮疹数少则几个，多则几十个。消退后不留痕迹，无色素沉着。部分病例仅表现为皮疹或疱疹性咽峡炎。多在一周内痊愈，预后良好。部分病例皮疹表现不典型，如单一部位或仅表现为斑丘疹。

少数病例（尤其是小于 3 岁者）病情进展迅速，在发病 1 ～ 5 天左右出现脑膜炎、脑炎（以脑干脑炎最为凶险）、脑脊髓炎、肺水肿、循环障碍等，极少数病例病情危重，可致死亡，存活病例可留有后遗症。

本病一年四季均可发生，但以夏秋季节为多见，发病以 4 ～ 9 月为主。任何年龄均可发病，尤以 3 岁以下小儿发病率最高。本病传染性强，易引起流行。传染源为现症患者和

四季养肺保儿康

隐性感染者，主要通过人群消化道、呼吸道和分泌物密切接触等途径传播。轻症预后较好，少数重症患者可引起脑炎、脑脊髓炎、脑膜炎、肺水肿、循环衰竭等，甚或危及生命。

二、手足口病如何预防

1. 饭前便后、外出后要用肥皂或洗手液等给儿童洗手，不要让儿童喝生水、吃生冷食物，避免接触患病儿童。

2. 看护人接触儿童前、替幼童更换尿布、处理粪便后均要洗手，并妥善处理污物。

3. 婴幼儿使用的奶瓶、奶嘴在使用前后应充分清洗。

4. 本病流行期间不宜带儿童到人群聚集、空气流通差的公共场所，注意保持家庭环境卫生，居室要经常通风，勤晒衣被。

5. 儿童出现相关症状要及时到医疗机构就诊。患儿不要接触其他儿童，父母要及时对患儿的衣物进行晾晒或消毒，对患儿粪便及时进行消毒处理；轻症患儿不必住院，宜居家治疗、休息，以减少交叉感染。

6. 每日对玩具、个人卫生用具、餐具等物品进行清洗消毒。

7. 托幼单位每日进行晨检，发现可疑患儿时，采取及时送诊、居家休息的措施；对患儿所用的物品要立即进行消毒处理。

三、手足口病患儿居家生活要注意什么

1. 首先隔离患儿，接触者应注意消毒隔离，避免交叉感染。

2. 对症治疗，做好口腔护理。

3. 衣服、被褥要清洁，衣着要舒适、柔软，经常更换。

4. 剪短宝宝的指甲，必要时包裹宝宝双手，防止抓破皮疹。

5. 臀部有皮疹的宝宝，应随时清理其大小便，保持臀部清洁干燥。

6. 可服适量 B 族维生素、维生素 C 等。

四、手足口病患儿饮食要注意什么

1. 不吃难消化的食物，手足口病小儿生病时精神状态及胃肠道的消化功能都会受到一定的影响，粗糙、难消化的食物会加重小儿胃肠道的负担，会造成小儿口腔及胃肠道的不适。

2. 不吃辛辣及其他刺激性的食物，小孩手足口病会出现口腔疱疹，吃刺激性食物，会造成小儿口腔的不适。

3. 少吃生的食物，生的食物会滋养细菌，小孩吃生的食物会刺激胃肠道，导致腹泻、腹痛。所以给小孩做食物时，一定要煮熟。

4. 不吃冰冷的食物如未加热的鲜牛奶，患儿会因蛋白过敏而导致铁的丢失，造成营养失衡，而冷凉的食物同时也会刺激手足口病患儿的胃肠道，导致腹痛、腹泻。

5. 多吃含维生素的食物。维生素 C 能防止小儿手足口病毒的繁殖、复制，提高患儿的免疫、抵抗力。为了减轻手足口病的症状，缩短手足口病的病期，日常生活中要多吃新鲜的蔬菜和水果如猕猴桃、草莓、橙子、葡萄、柚子、芦柑、柠檬、芒果等，维生素 C 含量高的天然食物也要多摄入。

6. 多吃抗氧化的食物。手足口病患者要多摄入含硒、锌的食物及抗氧化强的红、黄、黑、绿等新鲜的蔬果，像红色的西红柿、黄（橙黄）色的胡萝卜、大量的绿叶蔬菜、黑色的菌藻类食物等。

7. 多吃含蛋白质的食物。蛋白质能促进人体产生抗体，可以中和某些感染因子，杀灭感染源并排出体外。摄取足够的鸡蛋、瘦肉、牛奶、豆制品等含蛋白质的食物，可增强人体抵抗力，使机体处于良好免疫状态。

五、手足口病可用的推拿方法有哪些

1. 清天河水 500 次　此穴性温凉平和，能清热解表、泻火除烦，用于治疗热性病证，清热而不伤阴。用力宜柔和均匀，推动时要有节律，频率为每分钟 200～300 次，推的方向一定是从腕到肘，不可反向操作！

2. 清肺经 500 次　用清法能清热解表，止咳化痰。用力宜柔和均匀，推动时要有节律，频率大约为每分钟 200～300 次。

3. 清心经 500 次　清心经能清热，退心火。常用于心火旺盛而引起的面赤口疮、小便赤短等，多与清天河水、清小肠等合用。

4. 按揉合谷穴 1～2 分钟　合谷穴是清热止痛的良穴，可以有效缓解手足口病发热、口痛等。

六、手足口病可用的外治方法有哪些

1. 西瓜霜、冰硼散、珠黄散任选 1 种，涂擦口腔患处，每日 2 次。

2. 野菊花 30g，蒲公英 30g，紫花地丁 30g，土茯苓 30g。水煎适量，外洗，每日 2～3 次。

七、手足口病患儿常用的中成药有哪些

1. 蒲地蓝消炎口服液 清热解毒，抗炎消肿。口服，每次 10mL，每日 3 次，小儿酌减。如有沉淀，摇匀后服用。

2. 复方鱼腥草颗粒 清热解毒。口服，每次 1 袋，每日 3 次，疗程为 7 天。

八、手足口病患儿常用的药膳有哪些

1. 红白饮 红萝卜 1 条，白茅根 15g，甘蔗 1 节，生薏仁 15g，每天饮用 1 次，煎水代茶。红萝卜健脾和胃、清热解毒、透疹、降气止咳；白茅根凉血止血，清热利尿；甘蔗清热泻火、除烦；薏仁健脾利湿。此方剂具有补肺健脾、清热化湿的功效。

2. 灯心草汤 灯心草 5 扎，蝉蜕 3g，木棉花 1 朵，鸡骨草 10g，瘦猪肉 50g，煲汤饮用。灯心草不仅具有利尿通淋的功效，还具有清心降火的作用。而蝉蜕可以疏散风热，从而起到透疹止痛的作用。木棉花清热、去湿、解暑、利尿；鸡骨草清热解毒。此方具有疏风清热，化湿解毒的功效。

3. 荷叶粥 鲜荷叶 2 张，白米 50g，将荷叶切碎煮粥吃。鲜荷叶理脾活血，祛暑解热。

4. 三豆饮 生薏苡仁 10g，扁豆 10g，绿豆 10g，一起煮成粥食用。生薏苡仁清利湿热，扁豆健脾和中、消暑化湿，绿豆清热解毒。此粥具有健脾、祛湿、清热的功效。

5. 紫草二豆粥 紫草根、绿豆、赤小豆、粳米、甘草各适量，煮粥口服。紫草根清热凉血，透疹解毒，甘草补中益气、清热解毒。

四季养肺保儿康

第十节 疱疹性咽峡炎

一、什么是疱疹性咽峡炎

疱疹性咽峡炎是由肠道病毒引起的以急性发热和咽峡部疱疹溃疡为特征的疾病，主要是柯萨奇A组病毒所致，好发于夏秋季，以粪－口或呼吸道为主要传播途径，传染性较强，传播快，是常见的一种具有流行性的病毒性咽炎。临床特征为骤起高热伴有咽喉痛、头痛、拒食，并常有颈，腹和四肢疼痛。很多孩子白天玩得很好，但晚上就高热不退。初期症状与一般感冒区别不大，容易被当作普通感冒而延误治疗。疱疹性咽峡炎最显著的特点就是咽峡部长满疱疹，先是充血性红点，继之小泡，再接着破溃，形成溃疡。伴有反复发热、咽痛、孩子拒食、流口水。患此病的婴儿因为不会说话，所以会日夜哭闹，不能睡眠。

疱疹性咽峡炎与手足口病不同，疱疹性咽峡炎只有嘴里起疱疹，而手足口病是嘴里、手上和脚上都起疱疹。

二、疱疹性咽峡炎有哪些表现

1.潜伏期2～7天，患儿没有任何症状，但体内病毒在大量复制。

2.前驱期1～2天，突然持续高热或反复高热38～40℃，并伴有咽喉红肿、食欲不振等症状。

3. 水疱期 2～3 天，除高烧外，口腔上腭黏膜出现水疱。

4. 溃疡期，低烧或退烧，但也到了患儿最痛苦的时期，因溃疡疼痛出现流口水甚至拒食的现象。

三、疱疹性咽峡炎患儿居家调护要注意什么

1. 疱疹性咽峡炎要注意隔离，一般隔离 1～2 周。患儿应尽量待在家中，减少不必要的外出，最好是在体温正常、疱疹消退后再隔离 1 周，一般来说，共隔离 2 周时间。同时家长也尽量少出门，因为家长也可能会成疱疹性咽峡炎的传播者。

2. 疱疹性的咽峡炎是肠道病毒引起的，所以不能使用抗生素，抗生素是无效的（溃疡期合并细菌感染者除外）。

3. 控制体温是首要，家长要随时监测孩子体温，防止高热惊厥。如遇物理降温或其他降温方法后体温仍不降者应及时就医。

4. 加强肠胃护理。饮食清淡，多喝水。

5. 治疗期间注意休息，不要剧烈运动。

6. 患病 1 周左右，患儿出现心慌、乏力等，要警惕合并心肌损害，甚至出现病毒性心肌炎，应及时就医。

四、疱疹性咽峡炎患儿饮食上要注意什么

1. 不吃难消化的食物，疱疹性咽峡炎小儿生病时胃肠道的消化功能会受到一定的影响，粗糙、难消化的食物会加重小儿胃肠道的负担，应尽量少吃或不吃。

2. 不吃辛辣及其他刺激性的食物，疱疹性咽峡炎会出现口腔疱疹，吃刺激性食物，会造成小儿口腔的不适，尤其要

注意不吃过热、过冷的食品，避免刺激口腔破溃部位而引起疼痛。

3. 多吃新鲜的蔬菜和水果，尤其是维生素 C 含量高的天然食物要多摄入。

4. 多喝水。

五、疱疹性咽峡炎有什么推拿方法

（一）基本方法

1. 清胃经　大鱼际和拇指外侧赤白肉际处，从腕横纹推至拇指第一指节侧缘，500 次。

2. 清肺经　无名指掌面，由指根推至指尖，500 次。

3. 揉二马　在掌背小指、无名指两掌骨中间，进行顺时针旋揉，500 次。

4. 揉外劳宫　掌背中央，中指、无名指掌骨中间，进行顺时针旋揉，500 次。

5. 清天河水　握住被操作者手掌，将掌心向上，拿住内劳宫穴后，再用另一手食、中指并拢，由腕横纹直推至肘横纹，500 次。

6. 退六腑　沿前臂后侧，由肘部推至腕横纹 300 次。

7. 推天柱骨　用拇指或食指、中指并拢自上而下直推颈后发际正中至大椎穴，300 次。

（二）辨证施治

1. 初期

主症：以邪盛为主，常有咽峡红肿兼疱疹，发热伴风寒、风热、湿热外感证。此期正气充足，常用小儿推拿助发汗，及时祛邪外出，以防邪气深入与内热搏结，利于疾病平稳发展，同时可预防高热惊厥。

治则：清热解表。

处方：开天门，清肺经，清天河水，推三关，退六腑，开璇玑，拿风池，风府，肩井。

2. 急性期

主症：高热烦渴、尿黄目赤、便干、咽峡疱疹溃疡密集，舌红苔黄厚等。此期外邪已入里化热，毒热炽盛，小儿推拿的重点在于用汗、吐、下、清，多途径导邪外出，同时固护正气。

治则：清热解毒。

处方：点揉总筋，分手阴阳，清心清肝，清大小肠，推三关，退六腑，下推脊柱，开璇玑，并于天柱骨，太阳穴，印堂穴挤捏出痧。

3. 后期

主症：以少气倦怠、纳呆为主，伴有口干喜饮、手足心热等。

治则：清热养阴。

处方：运内八卦，掐揉板门，掐揉大四横纹，捣小天心，清天河水，揉肾顶，开璇玑，下捏脊，揉涌泉，闭天门。

咳嗽气喘加点揉肺俞；有痰者加揉天突；便秘者下推七节骨、揉龟尾。

六、疱疹性咽峡炎有哪些外治法

1. 开喉剑喷雾剂喷于咽喉部。

2. 口含利咽合剂。

3. 锡类散喷洒于咽喉局部。

七、疱疹性咽峡炎患儿常用的中成药有哪些

1. 灵丹草颗粒 清热疏风，解毒利咽，止咳祛痰。开水冲服，每次 3～6g，每日 3～4 次。儿童应在医师指导下服用。服药 3 天症状无缓解，应去医院就诊。对本品过敏者禁用，过敏体质者慎用。

2. 小儿咽扁颗粒 清热利咽，解毒止痛。用法用量：开水冲服。1～2 岁每次 4g，每日 2 次；3～5 岁每次 4g，每日 3 次；6～14 岁每次 8g，每日 2～3 次。

八、疱疹性咽峡炎患儿常用的药膳有哪些

1. 绿豆薏仁饮 绿豆 100g，苦瓜 50g，薏米 150g，大米 100g。清水 100mL，武火煮沸，入洗净的苦瓜，略煮即可去渣取汁。绿豆、薏米、大米淘洗干净，煮成稀粥。将苦瓜汁拌入粥中，加冰糖适量。此饮清热祛湿解毒，可以适量加白糖或冰糖，方便孩子入口。日 1 剂。放凉后适量给患儿食用。

2. 灯心草薏米露 灯心草 10g，薏苡仁 150g。灯心草 10g 清洗干净后加水煎煮 5 分钟，弃草留水加入薏苡仁 150g 熬制成粥，加入少许藕粉使其黏稠并略有甜味，放凉后喂服患儿。此粥凉血生津，清心除烦。日 1～2 次。

第十一节 猩红热

一、什么是猩红热

猩红热由 A 族 B 型溶血性链球菌感染引起的一种儿童常见的急性呼吸道传染病，多见于 3 岁以上的儿童，常在冬末春初流行，临床以发热，咽喉肿痛或伴有腐烂，全身布发猩红色皮疹，疹后脱屑脱皮为特征。祖国医学称为丹痧、疫痧、烂喉痧、喉痧、烂喉丹痧等。本病在过去曾有较高的病死率，现代因诊断、治疗及时，一般预后良好，但也有少数病例可并发心悸、水肿、痹证等疾病。

二、猩红热主要症状有哪些

患儿有与猩红热病人接触史。潜伏期通常 2～3 天（1～7 天）。典型病例起病急骤并具有发热、咽峡炎，第 2 日出现皮疹等，此为猩红热三大特征性表现。

典型病例的临床表现可分为 3 期。

1. 前驱期 一般不超过 24 小时。起病急骤，高热（可达 39℃），畏寒，咽及扁桃体疼痛，吞咽时加剧，局部充血并可覆有脓性渗出物，伴头痛，全身不适、食欲不振等症。腭部可见有充血或细小出血性黏膜疹，称为黏膜内疹，每先于皮疹出现。舌苔白，舌尖和边缘红肿，突出的舌乳头也呈白色，称为白草莓舌。

2. 出疹期　发热后第 2 天开始出疹，皮疹最早见于耳后、颈部、上胸部及腋下和腹股沟处，于 24 小时内迅速蔓延全身。典型皮疹是在弥漫性充血的皮肤上出现分布均匀的针尖大小的丘疹，压之退色，伴有痒感。严重者可见出血性皮疹。在皮肤皱褶处如腋窝、肘窝、腹股沟等，皮疹密集，或因摩擦出血而呈紫色线状，称为线状疹（亦称帕氏线）。在颜面部位却仅有充血而无皮疹。口鼻周围充血不明显，与面部相比之下显得发白，称为环口苍白圈。躯干部皮疹密集，疹间皮肤一片红晕，偶仍可见正常皮肤，用手指按压皮疹，皮疹色退，暂呈苍白后又恢复原状，称"贫血性皮肤划痕"。皮疹多于 48 小时达高峰。

于发疹之同时出现舌乳头肿胀，初期舌被白苔，肿胀的舌乳头凸出覆以白苔的舌面，称为"白草莓舌"，2～3 天后舌苔脱落，舌面光滑呈绛红色，舌乳头凸起，称为"红草莓舌"。此可作为猩红热辅助诊断条件。

3. 恢复期　皮疹依出疹顺序开始消退，体温正常，一般情况好转，多在 2～3 天内退尽，重者可持续 1 周。皮疹消退后开始皮肤脱屑，皮疹越多越密脱屑越明显，以粟粒疹为重，多呈片状脱皮，面部及躯干常为糠屑状，手、足掌、指（趾）处由于角化层较厚，片状脱皮较完整，呈手、足指或趾套状。脱皮后无色素沉着。

三、猩红热患儿生活调摄要注意什么

猩红热是由于感染猩红热时邪所致，其热毒炽盛，本病一发，可遍相传染，所以对其预防应予重视。

1. 注意个人卫生，勤洗手，养成良好的生活规律。

2. 加强体育锻炼，增强抵抗力。

3. 猩红热流行期间勿带小儿到公共场所。发现猩红热病人应及时隔离，隔离至临床症状消失。除对患儿即行隔离外，患儿的衣被杂物应消毒。

4. 本病的护理也应注意，急性期保证患儿卧床休息，注意居室空气流通，防止继发感染。高热时予以足量的开水，大便需保持通畅。注意皮肤与口腔的清洁卫生，较大儿童可采用温热淡盐水或一枝黄花煎汤含漱，每日数次。鼻咽部分泌过多，应做好吸引工作。出疹期病儿皮肤瘙痒，如果抓破还会继发感染，可涂炉甘石洗剂或 75% 酒精。忌穿绒布或化纤内衣裤，以免加重瘙痒。脱皮时可涂凡士林或液体石蜡，有大片脱皮时需用剪刀剪掉，嘱病儿不能用手强行剥离，以免引起皮肤感染。注意不要用手剥脱皮屑，以免引起感染。

四、猩红热患儿饮食要注意什么

孩子患猩红热后，饮食必须得当，应进食高热量和高蛋白的流食，为机体补充能量，如牛奶、豆浆、蛋花汤、鸡蛋羹等含优质蛋白高的食物，藕粉、杏仁茶、莲子粥、麦乳精等补充热量。在疾病恢复期，患儿的饮食应从流食逐步过渡到半流质饮食。若患儿发高烧，家长要注意为其补充水分，除了要多喂水外，还可以给孩子喝温热的饮料、蔬果汁等。若患儿有合并急性肾炎，应给少盐、低蛋白质、半流质饮食。若患儿出现痘疹，则饮食宜细、软、烂、少纤维素，并注意为孩子补充 B 族维生素，以加快皮疹的恢复。同时猩红热患儿的饮食忌过甜过咸、辛辣、油炸、发物及冷饮等，此类食物易导致患儿消化不良、食欲减退，部分会直接刺激患儿咽喉，导致咽部疼痛加剧，不利于疾病的恢复。

五、猩红热有哪些推拿方法

1. 开天门、运太阳、推坎宫、清天河水、清心经、揉小天心、推四横纹、清板门。用于邪犯肺卫,病尚在表者。

2. 清天河水、退六腑、分手阴阳、拿曲池、掐合谷、揉阳池、清板门。用于毒蕴营血者。

六、猩红热有哪些外治方法

1. 珠黄散少许,吹于咽喉。用于咽喉肿痛。

2. 锡类散少许,吹于咽喉。用于咽喉肿痛、溃烂。

3. 紫草、野菊花、大黄、地榆各 30g,苦参 50g,日 1 剂,水煎,待温后外洗患处,每次 20 ～ 30 分钟。适于病之初中期水疱明显。

4. 郁金 20g,鸡血藤、赤芍各 30g,乳香 15g,没药 5g,威灵仙 30g,水煎,待温后外洗患处,每次 20 ～ 30 分钟。适于病之后期水疱已干敛结痂,但疼痛不减。

七、猩红热患儿常用的中成药有哪些

1. 三黄片 每次 2 ～ 3 片,每日 3 次。用于毒炽气营证。

2. 五福化毒丸 每次 1 丸,每日 2 次。用于毒炽气营证。

3. 锡类散 取药少许吹喉中,用于咽喉肿痛。

八、猩红热患儿常用的药膳有哪些

1. 罗汉液 罗汉果、冰糖各适量。将罗汉果洗净,切片后,用开水冲泡,加冰糖适量即可。罗汉果清热利咽,适宜邪侵肺卫证,当茶随意饮用。

2. 蓝根牛膝茶 板蓝根 10 ～ 15g,土牛膝 9 ～ 15g,甘

草 3 ～ 6g，将上 3 味一同煎汤，加入适量冰糖调味即可。此茶透疹利咽，适宜毒在气营证。代茶饮，每日 2 剂，连饮 5 ～ 7 日。

3. 绿豆薄荷汤　绿豆 30 ～ 50g，薄荷 2 ～ 3g。将绿豆淘洗干净，加水 2 碗，煮沸后再煮半小时，取汁 1 碗，再加薄荷，共煮 1 ～ 2 分钟，滤渣即可。本汤清热解毒。适宜毒在气营证，可随意频频饮用。

4. 五汁汤　芦根、雪梨（去皮）、荸荠（去皮）、鲜藕各 500g。先将雪梨、荸荠洗净，去皮，鲜藕洗净，与雪梨、荸荠一起切丁，芦根切段，再将诸药放入榨汁机内榨取汁液，充分搅匀即可。本品滋阴养液，兼清余热，适宜恢复期气阴两伤证。冷饮或温服，每日 200 ～ 300mL，连服 5 ～ 7 日。

5. 荸荠萝卜汁　鲜荸荠 10 ～ 15 个，白萝卜 1 个。将鲜荸荠、白萝卜分别洗净，切丁，放入榨汁机内榨取汁液约 100mL，混匀即可。滋阴养液，兼清余热。适宜恢复期气阴两伤证。日 1 剂，分 3 ～ 4 次服，连服 5 ～ 7 日。

第十二节 麻 疹

一、什么是麻疹

麻疹是一种具有高度传染性的急性出疹性呼吸系统疾病，临床上常以发热、咳嗽、鼻塞流涕、泪水汪汪、口腔两颊近臼齿处可见麻疹黏膜斑，周身皮肤按序泛发麻粒样大小的红色斑丘疹，疹退时皮肤有糠麸样脱屑和色素沉着斑为特征。常并发呼吸道疾病如中耳炎、喉炎、气管炎、肺炎等，麻疹脑炎、亚急性硬化性全脑炎等严重并发症。麻疹是儿科古代四大要证"痧、痘、惊、疳"之一，四季均可发病，但好发于冬春季节。在无麻疹疫苗的年代，本病多见于婴幼儿，但近年来其发病率已很低，年长儿童及青壮年中发病者多于婴幼儿。麻疹若能及时治疗，合理调护，疹点按期有序布发，则预后良好。若麻疹出现变证，可产生逆险证候，甚至危及生命。本病患病后一般可获得终生免疫。

二、麻疹有哪些主要症状

发病前有麻疹接触史，潜伏期约 10 天（6 ～ 18 天）。
典型麻疹的临床经过分为 3 期。

1. 前驱期（初热期） 从发热到出疹一般 3 ～ 4 天。起病急，主要表现为发热，一般逐渐升高，小儿也可骤发高热。

在发热同时出现咳嗽、喷嚏、流涕，泪水汪汪，畏光羞明，眼睑浮肿，咽部充血等。麻疹黏膜斑，发生在病程2～3天，出现于双侧近第一臼齿颊黏膜上，针尖大白色小点，周围有红晕，逐渐增多，互相融合，最初可只有数个，在1～2天内迅速增加，有时融合扩大成片，直到出疹后2～3天消失，但经麻疹疫苗注射的患儿可不出现此黏膜斑。

2. 出疹期（见形期）　发热3～4天后，高热起伏如潮，咳嗽加剧，不思饮食，嗜睡或谵妄。分批出现皮疹。皮疹先见于耳后、发际，渐及额、面、颈，自上而下蔓延到胸、背、腹及四肢，最后达手掌与足跖。皮疹初为淡红色斑丘疹，大小不等，高出皮肤，呈充血性皮疹，压之褪色，以后部分融合成暗红色，少数病人可呈现出血性皮疹，疹间皮肤色泽正常，约3～4天出齐。严重病例在本期可发生邪毒闭肺、邪毒攻喉、邪陷心肝等逆险证候。

3. 恢复期（收没期）　皮疹出齐后按出疹顺序消退，由红色转为棕褐色。退疹时体温开始下降，全身症状也随之好转，但体力恢复较慢，退疹后有糠麸样脱屑和留有浅褐色色素斑，2周后完全消失。

典型麻疹无并发症者病程持续10～14天。

三、麻疹患儿居家生活调摄要注意什么

麻疹的预防历来受到重视，室内空气要流通，每在冬末春初，气候变化较大的时候，注意增减衣服，避免感冒风寒。加强饮食调节，以增强身体抗病的能力。在麻疹流行期间，未患过麻疹小儿不要到公共场所，或小儿比较集中的地方，避免接触麻疹患者。一旦与麻疹患儿接触，应立即隔离，不得外出。麻疹无论在出疹期，或疹后期，护理都不可

忽视，与预后关系密切，如果护理适宜，轻证麻疹可以不必服药而愈，更可减少变证。如果麻疹初期感受风寒，则疹透不利，邪毒不得外达；在疹期感冒风寒，易使皮疹早没，致使疹毒内陷，而生变证或险证；收疹期感受风寒，易使疹毒闭肺而发生喘嗽。如遇气候寒冷，尤其保持室内温度适宜，室内空气流通新鲜，即不宜密闭门窗，又不宜直风吹入。一般应该注意做到下列几点，绝对卧床休息，不得外出；卧室内应保持和暖，温度、湿度要适宜，不得过于干燥或忽冷忽热，以防感冒受凉；避免剧烈的强光刺激，最好室内光线暗些，以保护眼睛；麻疹初热期，或发疹期，皮疹透发不快，可在室内采用熏蒸法，以西河柳煎水，加入白酒一杯，在室内熏蒸，或温擦皮肤，以助皮疹透发；口腔、鼻孔、眼睛要经常保持清洁；麻疹回收期，仍需注意避风寒、安卧休息，使体力充分恢复，以免疹后余患而生变证。

1. 麻疹患儿，应隔离至出疹后 5 天，合并肺炎者延长至出疹后 10 天。对密切接触的易感儿应隔离检疫 3 周，若曾作被动免疫者应延长至 4 周。

2. 麻疹流行期间，勿带小儿去疫区和公共场所，减少感染机会。

3. 按计划接种麻疹减毒活疫苗，初种 8 足月婴儿，复种小学一年级学生，皮下注射麻疹减毒活疫苗 0.35mL。

4. 在流行期间有麻疹接触史者，可及时注射丙种球蛋白以预防麻疹的发病。

5. 患儿应注意休息，卧室空气流通，温度、湿度适宜，避免直接吹风受寒和强光刺激。

6. 注意补足水分，饮食应清淡、易于消化、富于营养。

7. 保持眼睛、鼻腔、口腔、皮肤的清洁卫生。

四、麻疹患儿饮食要注意什么

饮食调养对促进麻疹康复十分重要。平常饮食以清淡、营养为主，在发热或出疹期间，饮食更宜清淡、少油腻，可进食流质饮食，如稀粥、藕粉、面条及新鲜果汁、菜汁等。在退热或恢复期，逐步给予容易消化、吸收，且营养价值高的食物，如牛奶、豆浆、猪肝泥、清蒸鱼、瘦肉，肉丸子，烩豆腐、西红柿炒鸡蛋、嫩菜叶及新鲜的蔬菜水果等。有合并症时，可用高热量流质及半流质饮食，多食牛奶、鸡蛋、豆浆等易消化的蛋白质和含维生素 C 丰富的果汁和水果等。疹发不畅，可食芫荽（香菜）汁、鲜鱼、虾汤、鲜笋汤等。出疹期间及恢复期宜吃荸荠、甘蔗汁、金针菜，莲子、大枣、萝卜等，且将此类食物煮食更好。

五、麻疹患儿常用哪些推拿方法

1. 疹前期　推攒竹，推眉弓，揉太阳，清肺经，揉肺俞，揉风门（在第 2 胸椎棘突下旁开 1.5 寸），推三关以解肌透表。

2. 出疹期　清天河水，揉小天心，揉一窝风，掐揉二扇门，清胃经，清肺经，揉肺俞，推脊。清热解毒，透疹达邪。

若见疹色紫赤，稠密成片，身热烦渴为热毒炽盛，宜加退六腑，多清天河水；并发肺炎宜加推揉膻中，分推肩胛骨，多清天河水、揉肺俞、清肺经，以加强宣肺解表，清热解毒之作用。若高热抽搐者加掐水沟、掐老龙（中指指甲根正中下 0.1 寸处），以开窍醒神、止抽搐。

3. 恢复期　补脾经，补肺经，补肾经，揉上马，揉板门，揉中脘，揉足三里，捏脊，清天河水以养阴补虚。

六、麻疹患儿常用的外治方法有哪些

1. 麻黄、浮萍、芫荽各 15g，黄酒 60g。加水适量煮沸，使水蒸气满布室内，再用热毛巾蘸药液，热敷头面或胸背。适用于寒冷季节麻疹不透或透发不畅者，每日 1 次，用至疹透为止。

2. 浮萍、西河柳、紫苏子、芫荽各 15g。煎水，以毛巾蘸药液擦全身，每日 1 次。适应于透疹。

3. 鲜芫荽（或西河柳，紫背浮萍）60g，生姜、葱白各 30g，酒适量。上药切碎布包，蘸热酒在全身上下揉擦，重点是疹点未出部位或上药共煎水，趁热取液，用纱布蘸药液擦涂上述部位。适应于麻疹迟迟不出或见寒隐没者。

4. 西河柳 30g，荆芥穗 15g，樱桃叶 15g。煎汤熏洗。用于麻疹初热期或见形期，皮疹透发不畅者。

七、麻疹患儿常用的中成药有哪些

1. 板蓝根冲剂　清热解毒，凉血消肿。每次 3g，每日 3 次。

2. 小儿疏表丸　疏风解表，解肌透疹，清热解毒。口服，每日 2 次。1 岁服 1 丸半，2 岁服 2 丸半，3 岁以上服 4 丸。

3. 小儿羚羊散　清热解毒，透疹止咳。用于麻疹隐伏，肺炎高热，嗜睡，咳嗽喘促，咽喉肿痛。口服，1 岁每次 1/5 包，2 岁每次 1/4 包，3 岁 1/3 包每次，每日 3 次。

八、麻疹患儿常用的药膳有哪些

1. 薄荷粥　干薄荷 10g（鲜品 20g），粳米 50g，冰糖适量。清水100mL，武火煮沸，入洗净的薄荷，略煮即可去渣取汁。粳米淘洗干净，煮成稀粥。将薄荷汁拌入粥中，加冰糖适量，趁热服食。本品宣散风热、透疹，用于风热感冒所致咽痛明显的患儿，或用于口疮风疹、麻疹。亦可作为炎夏防暑解热饮料。日1剂，随意频频饮用。

2. 银菊葛根粥 金银花30g，杭菊花15g，葛根25g，粳米50g，冰糖适量。先将前三味药煎水，取汁去渣，与粳米煮粥。调入冰糖。此粥清热解毒，可佐以透疹，适用于出疹期，症见出疹、壮热烦渴、咳嗽、疹色鲜红或暗红、稍觉隆起、扪之碍手等。每日1～2次，温热服。

3. 小儿透疹茶 甘蔗、荸荠、胡萝卜各100g。将上3味分别洗净，切成小块，加水500mL，煎煮成250mL即可。本方清热养阴，生津润燥，适用于小儿麻疹。代茶饮用，日1剂，分3～4次服，连服5～7日。

4. 白茅根竹蔗水 白茅根25g，竹蔗500g。竹蔗切段拍裂与白茅根同放入锅内，加适量清水煲2～3小时，约煎成3碗分次代茶。本品清热、凉血、生津，可代茶频频饮用。

5. 膨鱼鳃粥 膨鱼鳃15g，大米25g。上2味加适量清水煲粥，淡吃或以盐调味吃可清解麻毒。

第十三节　麻疹合并肺炎

一、什么是麻疹合并肺炎

麻疹是由麻疹病毒引起的急性呼吸道传染病，多发生于冬春季节，具有强烈的传染性。重型麻疹和有并发症者病死率较高，麻疹合并肺炎是一种常见的、严重危害小儿身体健康的感染性疾病，多见于 5 岁以下小儿，常发生于出疹期 1 周内，虽然现代医学快速发展，一定程度上促进该病的检测和治疗，但小儿在该病的患病率、死亡率及后遗症发生率方面仍居高不下，占麻疹患儿死因的 90% 以上，对小儿健康的危害性较大。

二、麻疹合并肺炎患儿生活上要注意什么

居室环境要整洁、安静、舒适，保持病室空气新鲜、流通，避免直接吹风，光线适宜，温度 18 ～ 22℃，湿度 50% ～ 60%。保证患儿充足的生理睡眠，使患儿保持安静，以减少氧的消耗。保持患儿床被整洁干燥。患儿皮肤要清洁，勤洗脸，温水擦浴（忌用肥皂），勤更换内衣，剪短指甲，以防抓伤皮肤而引起继发感染。保持眼、鼻、口腔的清洁，清除鼻腔内分泌物及其干痂，保持鼻腔通畅。高热出疹期衣被穿盖适宜，忌捂汗，出汗后及时擦干，更换衣被，此

期宜物理降温，一般不用药物降温，忌醇浴、冷敷，宜温水擦浴，多喂开水，补充消耗的水分，降低痰液黏稠度。

三、麻疹合并肺炎患儿饮食上要注意什么

小儿胃肠功能相对较弱，且在麻疹合并肺炎期间机体发热，因此绝大多数患儿都会出现不同程度的进食差的情况，营养的缺失给患儿康复造成消极影响。因此，应根据患儿的具体情况，给予容易消化、营养均衡的饮食，如牛奶、米粥等，尽量少量多餐流食、半流食。同时要注意少量多餐，忌气味刺激、辛辣、过于油腻的食品。此外，需给予患儿足够的水分摄入，以补充发热造成的机体水分流失。

四、麻疹合并肺炎患儿可用哪些推拿方法

1. 先推风府、天柱、大椎、肺俞、肩井500次，推三关、退六腑1000次，天河水、涌泉各200次。

2. 平肝10分钟，清肺10分钟，推天河水15分钟，运八卦20分钟。热盛加退六腑20分钟；如见其他兼症，加穴与肺炎相同，唯清胃不宜过用，恐碍麻疹透发。

3. 推脾土、推三关各3000次，按揉肺俞、捏督脉各1000次，清天河水、揉风府、揉大椎各500次，分阴阳、运外八卦、按揉涌泉各200次。

五、麻疹合并肺炎患儿可用什么外治方法

1. 牵牛子15g，明矾30g，醋适量。牵牛子、明矾研末，加少许面粉，用醋调成糊状，敷双侧涌泉穴，每日1次，5～7天为1个疗程。用于麻疹并发肺炎。

2. 白芥子面50g，蛋清1枚，共揉成面团，再加麻油少

许。在患儿周身揉搓，先前胸后背部，逐及全身皮肤发红为度，每次 0.5 小时，每日 3 次。

六、麻疹合并肺炎患儿常用药膳有哪些

1. 绣球荸荠汁　绣球花叶 7 叶，荸荠 10 枚。将上二药绞汁，或水煎。上药量随患儿年龄递增，1 岁以下的患儿，取绣球花叶 3～5 叶，荸荠 3～5 枚；4 岁以上的患儿，取绣球花叶 11 叶，荸荠 11 枚。此方清热解毒凉血，用于麻疹并发支气管炎、肺炎。将药汁代茶饮，若高热、鼻煽、痰喘，宜频频饮服。

2. 鲜牛膝汁　新鲜土牛膝根 500g，冷开水 500mL。把新鲜土牛膝根 500g 洗净捣烂，再加入冷开水约 500mL，然后用干净纱布绞取汁。把土牛膝根放入搪瓷缸或碗内，隔水蒸沸半小时即可。本品清热解毒，佐以透疹，适用于小儿肺炎，包括麻疹并发肺炎、支气管肺炎、流感肺炎等。1～2岁每次 15mL，3～5 岁每次 20～25mL，每隔 4～6 小时温热饮用 1 次。直至痊愈。

第十四节 风 疹

一、什么是风疹

风疹是风疹病毒引起急性呼吸道传染病，临床以轻度发热、咳嗽、全身皮肤出现淡红色细小斑丘疹，耳后及枕部淋巴结肿大为特征。因其皮疹细小如沙，故称"风痧"。风疹多见于 1～5 岁小儿，冬春季节好发，有一定传染性，易在幼托机构中流行。病后可获得持久免疫。一般症状较轻，少有合并症，预后良好。

二、风疹有哪些主要表现

有风疹接触史。潜伏期为 10～21 天，平均 18 天。初起类似感冒，常以低热、全身不适及皮疹起病。发热 1/2～1天左右，出现皮疹，始于面部、颈部，1 天内迅速布满全身，但手掌和足跖大多无疹，皮疹呈充血性淡红色斑丘疹，部分融合，个别可有瘙痒感。出疹 1～2 天后，发热渐退，皮疹逐渐隐没，皮疹消退后，可有皮肤少数脱屑，但无色素沉着。全身症状较轻，但常伴全身淋巴结肿大，尤以耳后及枕部臖核（淋巴结）肿大为明显，并发症少，偶见并发气管炎、脑炎、关节炎等。

三、风疹患儿在生活调摄上要注意什么

患儿应立即隔离，对症治疗，卧床休息，避免直接吹风，防止受凉后复感新邪加重病情。在此期间，居室要定时开门窗，以保持空气新鲜、阳光充足。注意孩子的口腔卫生，早晚勤刷牙，保持患儿皮肤黏膜清洁，若天气较热，可用温水擦身或洗澡，但此时患儿抵抗力较弱，要防止着凉。应注意合理的休息，适当运动，增强体质，加强自身的免疫力。在风疹流行期间，孩子应避免去托儿所、幼儿园、学校，尽量少去公共场所。出门应戴口罩，回家洗脸、漱口、漱嗓子，以防感染。

四、风疹患儿在饮食上要注意什么

整个病程中应给予富含营养（尤其是富含 B 族维生素和维生素 C）、易消化的食物。初起时可进食软食；出疹期以半流质食物为主；有严重并发症者只宜进流质；恢复期才可有软食逐渐转为普通饮食，可给予蛋汤或蒸蛋、牛奶、鲫鱼或鲤鱼、胡萝卜粥、白菜粥等，食量随食欲自然增减。忌油腻、辛辣、质硬不易消化的食物。

五、风疹有哪些推拿方法

1.邪郁肺卫　清肺经，清肝经，清胃经，揉板门，清天河水，揉肺俞，揉风门。

2.邪热炽盛　清肺经，清胃经，清大肠，退六腑，捣小天心，推脊，清肝经。

六、风疹有哪些外治方法

1.紫背浮萍、地肤子、荆芥穗各30g。先将上药用一纱布袋装好，以清水2500mL煎沸，取汁，然后将药液倒入盆内，用毛巾蘸药液温洗患处。每日洗1次，至痊愈为止，适用于风疹奇痒。

2.地肤子6g，蚕沙、花椒叶、接骨木各90g，将上药用一纱布袋装好，扎口，加清水5000mL，煎沸取汁；然后将药液倒入盆内，用毛巾蘸药水温洗患处。每日早、晚各1次。本方祛风止痒，适用于风疹瘙痒。

3.花生油50g，薄荷叶30g，花生油煮沸后稍加冷却加入薄荷叶，完全冷却后过滤去渣，外涂痒处。适用于风疹瘙痒。

七、风疹患儿常用的中成药有哪些

1.板蓝根颗粒　每次1袋，每日2～3次。用于邪犯肺卫证。

2.小儿双清颗粒　1岁以内，每次1/2～1袋；1～3岁，每次1～1.5袋；4～6岁，每次2袋。每日2～3次。用于外感发热，表里俱热证。

3.小儿羚羊散　1岁每次0.3g，2岁每次0.375g，3岁每次0.5g。每日3次。用于邪入气营证。

4.清开灵颗粒　每次1袋，每日2～3次。用于邪入气营证。

八、风疹患儿常用的药膳有哪些

1.芦根石膏粥　新鲜芦根50～100g，石膏15～20g，粳米 30～50g，生姜 2～3 片，冰糖适量。将新鲜芦根洗净，切成小段，与石膏一同煎煮，去渣取汁，加入粳米煮粥，粥将熟时放入生姜，再稍煮片刻，调入冰糖即可，待温服食。疏风解表，解毒透疹。适宜风疹轻证疹出不透者。日 1 剂，分 2～3 次，温热服，连服 3～5 天。

2.桑菊芦根饮 桑叶、菊花各 10～20g，鲜芦根 30～60g，薄荷 5～10g，白糖适量。先将前 3 味加水 300～500mL，煮 15 分钟，后下薄荷，煮沸 3 分钟，滤出药汁，加适量白糖即可。疏风解表，清热解毒。适宜风疹轻证。日 1 剂，代茶频服，连服 3～5 天。

3.牛蒡子芦根粥 牛蒡子 10～15g，芦根 15～20g，粳米 30～50g，冰糖适量。先将牛蒡子、芦根加水约 200mL，煎煮至约 100mL，去渣取汁，加入粳米、冰糖，再加水约 400mL，煮至粥熟即可，待温服食。疏风解表，清热解毒。适宜风疹轻证。日 1 剂，代茶频服，连服 3～5 天。

4.金银花绿豆汤 金银花 15～30g，绿豆 50～100g，白糖适量。先将金银花煎汁去渣，再与绿豆共煮熟，加入白糖即可，待温服食。疏风解表，清热解毒。适宜风疹轻证。日 1 剂，分 3 次服，连服 3～5 日。

第十五节　幼儿急疹

一、什么是幼儿急疹

幼儿急疹是由感受人类疱疹病毒 6 型引起的一种急性出疹性传染病，临床以突然高热，全身症状轻微，持续 3 ～ 4 天后体温骤降，同时全身出现玫瑰红色小丘疹为特征。因其皮疹形似麻疹，且多发于乳婴儿，故中医学称为"奶麻"。人类疱疹病毒 6 型（HHV-6）是主要病因，绝大多数幼儿急疹由 HHV-6B 型感染引起，极少由 A 型感染引起。病邪是由口鼻而入，发病年龄多在 2 岁以内婴幼儿，尤多见于 6 ～ 12 个月婴儿，6 个月以内和 3 岁以后少见。一年四季均可发生，以冬春季节为多。本病预后良好，患儿多能顺利康复。

二、幼儿急疹有哪些主要症状

主要症状为突然高热，体温常达 39 ～ 40℃或更高，精神较好，多不伴有其他呼吸道症状，高热 3 ～ 4 天后骤然热退，随即出现玫瑰红色皮疹，皮疹为红色细小密集斑丘疹，初起时散在分布，以后可融合成片，以躯干、腰、臀部皮疹较多，面部及肘膝关节分布较少，一天出齐，次日开始消退，疹退后无脱屑及色素沉着。与感冒不同，感冒较少出现持续高热，且咳嗽、流涕等症状较明显；幼儿急疹持续高热而其他症状不多。与风疹也不同，两者皮疹相似，但风疹患儿热度不高，发热的同时出现皮疹，耳后和枕部淋巴结肿大更明显。而幼儿急疹是高热 3～5 天后热退疹出。

确定诊断主要依据是血清抗 HHV-6 和抗 HHV-7 抗体的检测，也可进行病毒分离或 PCR（聚合酶链反应）检测病毒 DNA，2 岁以下的婴幼儿突然高热，无其他系统症状，热退时出现皮疹，应该考虑此病。

三、幼儿急疹患儿在生活调摄上要注意什么

1. 隔离患儿，至出疹后 5 天。
2. 在托幼机构如发现可疑患儿，应隔离观察 7～10 天。
3. 避免与病人接触，流行期间少去公共场所。
4. 患病期间宜休息，保暖，多饮水。
5. 保持皮肤的清洁卫生，经常给孩子擦去身上的汗渍，以免着凉。
6. 持续高热者可用物理降温，必要时暂用退热剂。
7. 居室保持空气流通。
8. 注意观察病情变化。对有高热惊厥史者，起病初即应采取预防措施。

四、幼儿急疹在饮食上要注意什么

1. 饮食宜清淡，富营养，易消化。
2. 给孩子多喝开水或果汁水，以利出汗和排尿，促进毒物排出。
3. 吃流质或半流质饮食。
4. 忌食辛辣、冷饮、油腻食物。

5. 适当补充 B 族维生素和维生素 C 等，有助于病情减轻。

五、幼儿急疹可用哪些推拿方法

本病治疗以清热解毒凉血为基本法则。患儿皮肤稚嫩，容易受伤，所以推拿的时候需要一定的介质，如果患儿发烧，用白水、薄荷水或滑石粉就可以。

推拿过程中小儿哭闹有利于发汗，不必惊慌。

1. 清天河水 300 次，平肝、清心、清肺各 100 次。

2. 补肾阴 150 次，退六腑 150 次。

3. 推上三关 50 次，逆运内八卦 50 次。

4. 揉一窝风 30 次、二扇门 30 次，顺运外八卦 50 次。

5. 解表四穴（开天门、推坎宫、揉太阳、揉耳后高骨）各 20 次。

6. 捻手背 7 遍，五指节、小天心、神门各 10 次。

六、幼儿急疹常用哪些外治方法

1. 用毛巾蘸温水搓耳朵、擦身体，上下轻轻摩擦双耳郭，疏通经络以泻热。

2. 桑叶、板蓝根各 15g，连翘 10g，加水煎煮，去渣取液，以药液熏洗，每次 15～20 分钟，每日 1～2 次，连续 1～2 日。用于热蕴肺胃证。

3. 浮萍 30g，白鲜皮 10g，加水煎煮，去渣取液，洗浴，每次 15～20 分钟，每日 1 次，连续 1～2 日。用于热透肌肤证。

七、幼儿急疹患儿常用的中成药有哪些

1. 板蓝根冲剂 每次 0.5～1 袋，每日 3 次。用于热蕴

肺胃和热透肌肤证。

2. 香菊感冒冲剂　每次 0.5 ～ 1 袋，每日 3 次。用于热蕴肺胃证。

八、幼儿急疹患儿常用的药膳有哪些

1. 牛蒡子粥　牛蒡子 10g，粳米 50g。将牛蒡子装入纱布袋，和粳米一起加水煮粥，待温服食。此方清热透疹，适用于幼儿急疹出疹期。日 1 剂，分 2 ～ 3 次，温热服，连服 3 ～ 5 天。

2. 芦根粥　芦荟 50g，粳米 50g。先将芦根洗净切碎，以水煮取汁，然后以其汁水加粳米煮粥。本品清热生津，适用于幼儿急疹发热期。日 1 剂，分 1 ～ 2 次，温热服，连服 3 天。

3. 蝉蜕粥　蝉蜕 6g，粳米 50g，冰糖适量。将蝉蜕冲洗干净，晒干研末，加入粳米煮至粥熟即可，待温服食。亦可待粥将熟时，加入蝉蜕末煮数沸即成。此方解表镇惊，清热生津，用于高热易惊风者。日 1 剂，分 2 ～ 3 次，温热服，连服 3 天。

第十六节　水　痘

一、什么是水痘

水痘是感受水痘－带状疱疹病毒引起的一种急性出疹性传染病，临床以发热，皮肤黏膜分批出现、同时存在瘙痒性斑丘疹、疱疹及结痂为特征。因其疱疹内含浆液清亮如水，疹形椭圆似豆，故中西医均称为水痘。该病是感染水痘－带状疱疹病毒（VZV）所致。人类是该病毒的唯一宿主，患者为唯一传染源，本病传染性极强，从出疹前1天到皮疹全部干燥结痂均有传染性，易在集体托幼机构发生流行。本病一年四季均可发生，但以冬春季节发病最多。任何年龄皆可发病，以6～9岁小儿为多见。患病后大多可获终生免疫，二次感染者极少。本病病情较轻，痊愈后皮肤一般不留瘢痕，预后良好。

二、水痘有哪些主要症状

病邪是由口鼻而入，起病前2～3周有水痘接触史。初起有发热、流涕、咳嗽、不思饮食等症，发热大多不高。皮疹常在发病1～2天内出现，开始为红色斑丘疹，很快变成疱疹，位置表浅，形似露珠水滴，大小不一，呈椭圆型，3～5mm大小，内含水液，壁薄易破，周围有红晕，常伴瘙痒，1～2天后疱疹从中心开始干枯结痂，脱落后不留瘢痕。皮疹分批出现，此起彼伏，在同一时期，斑丘疹、疱疹、结痂并见。皮疹呈向心性分布，躯干部较多，头面四肢较少。根据病史和皮疹特征不难诊断，必要时可做实验室检查明确诊断。

本病不同于脓疱疮，脓疱疮好发于炎热夏季，以头面部及肢体暴露部位多见，初起为疱疹，很快成为脓疱，疱液混浊。也不同于手足口病，手足口病在口腔疱疹后1～2天可见皮肤斑丘疹，呈离心性分布，以手足部多见，并很快变为疱疹，疱疹呈圆形或椭圆形，扁平凸起，如米粒至小豆粒大，质地较硬，多不破溃，内有混浊液体，周围绕以红晕，其数目少则几个，多则百余个。

三、水痘患儿在生活调摄上要注意什么

1. 控制传染源，发现水痘患儿应立即隔离，隔离期限为从发病到皮疹全部结痂为止。对有接触史的易感儿，应检疫3周，并立即给予水痘减毒活疫苗，可预防发病。

2. 切断传播途径。本病流行期间，少去公共场所。对已被水痘病儿污染的被服、用具及居室，应采用通风、曝晒、煮沸、紫外线灯照射等措施，进行消毒。

3. 易感孕妇在妊娠早期应尽量避免与水痘患者接触，已接触者应给予水痘–带状疱疹免疫球蛋白进行被动免疫。如患水痘，则应终止妊娠。

4. 对使用大剂量肾上腺皮质激素、免疫抑制剂的患儿，及免疫功能受损、恶性肿瘤患儿，在接触水痘72小时内可肌肉注射水痘–带状疱疹免疫球蛋白，以预防感染本病。

5. 保持室内空气流通、新鲜，注意避免风寒，防止发生

感染。

6. 饮食宜清淡、易于消化，多饮温开水，忌食辛辣刺激性食物。

7. 保持皮肤清洁，内衣要柔软勤换，以防擦破皮肤，引起感染。

8. 患水痘的小儿应注意卧床休息，加强护理，勤洗手，把指甲剪短，避免抓破皮疹引起继发感染。

四、水痘患儿在饮食上要注意什么

1. 水痘患儿常因发热而出现食欲减退、消化功能不良等情况，故忌食油腻之物，如油煎、油炸的麻球、巧果、麻花、炸猪排、炸牛排、炸鸡等各种油腻碍胃之品，这类食品难以消化，会增加胃肠道的负担。

2. 疾病初期禁食发物，如芫荽（香菜）、酒酿、鲫鱼、生姜、大葱、羊肉、雄鸡肉、海虾、鳗鱼、南瓜等。

3. 水痘与其他热性病一样，忌食辛辣之品，辛辣之品可助火生痰，使热病更为严重，这类食品如辣椒、辣油、芥末、咖喱、大蒜、韭菜、茴香、桂皮、胡椒等。

4. 水痘的治疗宜用清热解毒为主，故食物中属热性的不可服用，这类食品有狗肉、羊肉、鹿肉、雀肉、蚕豆、蒜苗、韭菜、龙眼肉、荔枝、大枣、粟米等。

五、水痘患儿可用什么推拿方法

本病治疗以清热利湿为基本法则。

1. 揉外劳宫 30 次，推四横纹 50 次。

2. 按揉脾俞、肺俞各 1 分钟。

3. 按揉曲池 1 分钟，拿百会 5 次。

4. 用拇指来回推手掌大鱼际平面 100 ～ 300 次。

5. 用拇指揉耳后入发际、高骨下凹陷中的耳后高骨穴
30 ～ 50 次。

六、水痘患儿可用什么外治方法

1. 青黛适量。布包，扑撒疱疹局部，每日 1 ～ 2 次。用于水痘瘙痒，疱疹破溃者。

2. 黄连膏，涂搽于疱疹局部，每日 1 ～ 2 次。用于疱疹成疮。

3. 青黛 30g，煅石膏 50g，滑石 50g，黄柏 15g，冰片 10g，黄连 10g。共研细末，和匀，拌油适量，调搽患处。每日 1 次。用于水痘疱浆混浊或疱疹破溃者。

七、水痘患儿常用的中成药有哪些

1. 板蓝根颗粒　每服 5g，每日 2 ～ 3 次。用于邪伤肺卫证。

2. 清开灵注射液　每次 10 ～ 20mL，加入 5% 葡萄糖注射液 100 ～ 250mL 中静脉滴注，每日 1 ～ 2 次。用于毒炽气营证，及邪陷心肝证、邪毒闭肺证。

3. 牛黄镇惊丸　每服 1.5g，每日 2 ～ 3 次。用于邪陷心肝证。

4. 儿童清肺口服液　每服 10 ～ 20mL，每日 3 次。用于邪毒闭肺证。

八、水痘患儿常用的药膳有哪些

1. 板蓝根代茶饮　生甘草 5g，金银花 10g，板蓝根 30g。生甘草、金银花、板蓝根沸水冲泡，代茶。本方解表解毒，

适用于病初发热的患儿。每日沸水冲泡，连服 3 天。

2. 马蹄汤　马蹄 200g，甘草 5g，金银花 15g。马蹄、甘草、金银花，加水适量，煮至马蹄熟，饮食。本方清热解毒，消渴，适用于发热口渴的患儿。日 1 剂。连服 3 天。

3. 菊花汁　野菊花 10g，鲜芦根 60g，冰糖 25g。野菊花、鲜芦根水煎取汁，加冰糖，饮用。本品清热解毒，解表止咳，适用于发热咳嗽的患儿。日 1 剂，分 2 次饮，连服 3 天。

第十七节　流行性腮腺炎

一、什么是流行性腮腺炎

流行性腮腺炎是由腮腺炎病毒引起的一种急性传染病，临床以发热、耳下腮部漫肿疼痛为特征。中医学称本病为痄腮。本病一年四季均可发生，冬春季节最为多见。任何年龄均可发病，但以学龄儿童和青少年多见，2 岁以下小儿少见。本病传染性较强，易在托幼机构发生流行。患病后一般可获较持久的免疫力。一般预后良好。中医认为其病变部位在足少阳胆经，腮腺位于足少阳胆经循行所过之处。其主要病机为邪毒蕴阻少阳经脉，与气血相搏，凝结于耳下腮部，故见发热、耳下腮部漫肿疼痛等症，邪阻经脉，枢机不利，则张口咀嚼不便。

二、流行性腮腺炎有哪些主要症状

发病前 2 ～ 3 周有流行性腮腺炎接触史。初期可有发热、头痛、无力、食欲不振等前驱症状。1 ～ 2 天后出现耳部疼痛，发热。通常一侧腮腺肿大，2 ～ 4 天又累及对侧。腮腺肿大以耳垂为中心，向前、后、下扩大，边缘不清，皮色不变，触之疼痛，有弹性感。腮腺管口早期常有红肿，或同时有颌下腺或舌下腺肿大，可出现吞咽困难。严重者可并发脑膜炎、脑膜脑炎、睾丸炎、卵巢炎和胰腺炎等。

与化脓性腮腺炎不同，化脓性腮腺炎腮腺肿大多为一侧，局部红肿灼热明显，疼痛拒按，成脓时局部有波动感，按压腮部可见腮腺管口有脓液溢出，无传染性。

三、流行性腮腺炎患儿在生活调摄上要注意什么

1. 本病流行期间，易感儿应少去公共场所，以避免传染。可疑患儿要及时进行隔离观察。

2. 未曾患过本病的儿童，可给予腮腺炎免疫球蛋白进行被动免疫。

3. 生后 14 个月给予减毒腮腺炎活疫苗，或麻疹、流行性腮腺炎、风疹的三联疫苗作预防接种。

4. 发病期间应隔离治疗，直至腮部肿胀完全消退后 3 天为止。患儿的居室应空气流通，衣被、用具等物品均应煮沸消毒。

5. 患儿应卧床休息，直至热退、腮肿消退为止。并发睾丸炎者适当延长卧床休息时间。

6. 给予易消化、清淡流质饮食或软食，忌食酸、硬、辣等刺激性食物。每餐后用生理盐水或 4% 硼酸溶液漱口或清洗口腔，保持口腔清洁。

7. 有高热、头痛、嗜睡、呕吐者，应密切观察病情，及时发现并发症，并给予必要的处理。睾丸肿大痛甚者，局部可给予冷湿敷，并用纱布做成吊带，将肿胀的阴囊托起。高热时给予物理降温，或口服布洛芬等退热剂；烦躁时可给予苯巴比妥等镇静剂。

四、流行性腮腺炎患儿在饮食上要注意什么

1. 饮食宜清淡，宜吃便于咀嚼吞咽的流质或者半流质的食物，如米汤、藕粉、橘子水、新鲜的水果汁、蔬菜汁、西瓜汁、梨汁、甘蔗汁、胡萝卜汁及牛奶、鸡蛋花汤、豆浆等。也可以吃带有消炎作用的食物，例如绿豆、丝瓜等。

2. 日常要多喝温开水，少量多次饮水，补充液量不足。

3. 腮腺炎患者最宜食用凉性水果和部分温和中性水果如香瓜、西瓜、梨、香蕉，苹果（中性），柚子等不方便就榨汁喝，不要吃热性水果如：大枣、山楂、樱桃、石榴、荔枝、榴莲、木瓜、橘子等。

4. 可多食香椿头（嫩芽叶）、马齿苋、芫荽、绿豆、赤小豆、丝瓜等，可绞汁服用，也可外敷。

5. 注意保持口腔清洁，饭后可用淡盐水漱口。

6. 适度户外晒晒太阳、居室要定时通风换气、保持空气流通。其生活用品、玩具、文具等采取煮沸或曝晒等方式进行消毒，病情轻者或退热后可适当活动。

五、流行性腮腺炎可用哪些推拿方法

本病以清热解毒，软坚散结为治疗原则。

1. 患儿坐位或俯卧，家长站其左侧，用左手掌扶住患儿前额，右手拇指、中指同时点揉两侧风池穴 1 分钟。

2. 按揉合谷穴 1 分钟，按揉翳风穴 10 次。

3. 患儿仰卧或坐位，家长一手固定患儿手部，用另一手大拇指推擦双侧外关穴，以局部透热为度。

4. 患儿俯卧位，家长用拇、食、中三指捏挤大椎穴20 次。

5. 患儿俯卧，家长用全掌横擦双侧肩胛骨内侧缘的部位，以局部透热为度。

6. 患儿仰卧，家长用两手中指轻轻揉摩颊车穴 10 次。

7. 按揉合谷、风池穴各 1 分钟。

8. 推天河水 500 次，退六腑 300 次，揉涌泉 300 次。

9. 拿两侧肩井穴 5 次。

六、流行性腮腺炎可用哪些外治方法

1. 如意金黄散、青黛散、紫金锭（即玉枢丹）任选 1 种，适量，以醋或茶水调，外敷患处。每日 1 ~ 2 次。用于腮部肿痛，已破溃者禁用。

2. 新鲜仙人掌，每次取 1 块，去刺，洗净后捣泥或切成薄片，贴敷患处。每日 2 次。用于腮部肿痛。

3. 鲜生地黄、鲜蒲公英、鲜马齿苋任选 1 种，也可两种合用，适量，捣烂外敷患处。每日 1 ~ 2 次。用于腮部肿痛。

4. 鲜芙蓉叶、鲜败酱草各适量，捣烂；青黛 10g，大黄 10g，皂角刺 10g，荔枝核 10g，研细末。将以上药物混合、调匀，敷睾丸肿痛部位，并用布带托起睾丸，药干则用清水调湿继用。每日 1 次。用于睾丸肿痛者。

七、流行性腮腺炎患儿常用中成药有哪些

1. 腮腺炎片　每次 4 ~ 6 片，每日 3 次。用于邪犯少阳证。

2. 赛金化毒散　每次 0.25 ~ 0.5g，每日 2 次。用于热毒壅盛证。

3. 安宫牛黄丸　每次 1 ~ 3g，每日 2 次。用于邪陷心肝变证。

八、流行性腮腺炎常用药膳有哪些

1. 紫菜汤 紫菜 15～30g。将紫菜撕碎，加适量萝卜片或白菜心，放在锅里用清水煮，稍加一点点盐调味，取汤给患儿饮用可消肿利湿。日 1 剂，分 2～3 次，连服 3～5 天。

2. 绿豆汤 绿豆 50g，冰糖适量。将绿豆清洗干净，放在水中浸泡一夜，然后水磨取浆，加冰糖适量煮沸，随意给患儿饮用。绿豆汤清热解毒，适合腮部肿痛、吞咽不便的患儿。日 1 剂，分 2～3 次，连服 3 天。

3. 板蓝根粥 板蓝根、大青叶各 30g，粳米 50g。板蓝根、大青叶以水煎煮 30 分钟后去渣，放入 50g 粳米煨成粥，加少许冰糖随时患儿食用，本品清热解毒生津，适合腮腺炎初起时，平时具有预防作用。日 1 剂，分 2～3 次，连服 3 天。

4. 黄花粥 黄花菜、大米各 50g，盐适量。黄花菜泡发，洗净，放入沸水锅中焯烫，切成末；大米淘洗干净。煲锅置火上，放入大米，加入适量清水，大火烧沸后再放入黄花菜煮沸，转小火煮至成粥，加入盐调味即可。本品清热、消肿、利尿、养血平肝，主治流行性腮腺炎。日 1 剂，分 2～3 次，连服 3 天。

第十八节 百日咳

一、什么是百日咳

百日咳是外感百日咳杆菌引起的急性呼吸道传染病，临床以阵发性痉挛性咳嗽，咳嗽终止时伴有鸡鸣样吸气吼声为特征。多发生于儿童。本病病程较长，咳嗽症状可持续2～3个月，故名"百日咳"。中医学以其咳嗽特征称为"顿嗽""顿呛"，因其具有传染性，又称"疫咳"。本病一年四季均可发生，以冬春季节多见。小儿肺常不足，易于感受百日咳时邪，5岁以下婴幼儿最易发病，40%是5个月内的婴儿，年龄愈小，病情愈重，10岁以上儿童较少发病。近年来，广泛开展百日咳菌苗预防接种，百日咳发病率已降低，但临床由副百日咳杆菌、腺病毒等病原引起的百日咳综合征仍较常见，两者症状相似，后者相对较轻。新生儿和幼婴儿常无典型痉咳，往往咳嗽数声后即出现屏气发绀，易致窒息、惊厥。呼吸动作可停止在呼气期，心率先增快，继而减慢乃至停止。若不及时行人工呼吸、吸氧等积极抢救，可窒息死亡。

百日咳时邪侵入肺系，夹痰交结气道，导致肺失肃降，肺气上逆，气逆上冲，咳嗽加剧，则痉咳阵作，连连不已，需待胶阻之痰涎吐出方可暂缓。体弱儿罹患此病，时邪痰热侵袭，痰热壅盛，闭阻于肺，则壮热咳喘，痰涌气急，并发肺炎喘嗽，甚则可致昏迷、抽搐。

二、百日咳有哪些主要症状

未接种百日咳菌苗，有百日咳接触史。发病初期感冒症状逐渐减轻，而咳嗽反增；阵发性痉咳，咳嗽末有鸡鸣样吸气性回声，日轻夜重；面目浮肿，目睛出血，舌系带溃疡等。

1. 初咳期 自发病起至痉咳止，持续 1～2 周。症状类似感冒，可有发热，咳嗽，流涕及喷嚏等。2～3 天后热退，鼻塞、流涕渐消失，但咳嗽日渐加重，逐渐发展为阵发性痉挛性咳嗽。

2. 痉咳期 自痉咳开始至痉咳停止，持续 2～6 周或更久，以阵发性、痉挛性咳嗽为特征。每次咳嗽十数声或数十声难止，咳嗽末有鸡鸣样吸气性回声。如此反复，并常咳出黏稠痰液，或将胃内容物吐出后咳嗽方才暂缓。痉咳时，患儿两眼圆睁，面赤腰曲，牵引两胁，颈引舌伸，屈肘握拳，涕泪并流。痉咳日久，颜面眼胞浮肿，目睛出血，或痰中带血，舌下系带因舌体外伸反复摩擦而发生溃疡。痉咳日轻夜重，常因进食、气味刺激、尘埃烟雾刺激、情绪波动及气温骤变等因素而诱发。新生儿及小婴儿则常发生呛咳憋气，唇面青紫，二便失禁，甚则惊厥抽搐，但不出现典型痉咳症状。

3. 恢复期 痉咳消失至咳嗽停止需要 2～3 周。阵咳发作次数减少，咳嗽减轻，逐渐痊愈。有病例在恢复期或病愈后，因烟熏、冷空气等刺激或感冒时，又可引起痉咳。

三、百日咳患儿在生活调摄上要注意什么

1.按时接种白百破三联疫苗。若百日咳流行时，可提前至出生后1个月接种。此外对密切接触的或注射过菌苗的7岁以下儿童，可以加强注射一次菌苗。菌苗接种后有效免疫期为4年。

2.易感儿在疾病流行期间避免去公共场所。

3.发现百日咳患儿要及时隔离4～7周。

4.与百日咳病儿有接触史的易感儿应观察3周，并服中药预防，如鱼腥草或鹅不食草，任选1种，15～20g水煎，日1剂，连服5天。

5.对没有免疫力又有百日咳接触史的婴幼儿可以进行药物预防，其中包括红霉素或复方磺胺甲噁唑。用药时间7～10天。

6.居室空气新鲜，又要防止受凉，避免接触烟尘、异味、辛辣等刺激物。

7.注意休息，保证充足睡眠，保持心情愉快，防止精神刺激、情绪波动。

8.饮食富含营养易消化，避免煎炸、辛辣、酸咸等刺激性食物。宜少食多餐，防止剧咳时呕吐。幼小患儿要注意防止呕吐物呛入气管，避免引起窒息。

四、百日咳患儿在饮食上要注意什么

1.多喝白开水，避免着凉。

2.饮食以清淡爽口为宜，如米汤、蛋花汤等。可进食绿豆、莲藕、百合、荸荠等清凉食物汁。

3.不要吃瓜子、炒花生、油炸或红烧类等易引起上火的

食物。

4.多吃富含维生素 C 的食物，这种食物非常多，如柑橘，胡椒等。

5.保持合适温度和湿度 室内温度在 18～22℃左右，湿度在 55%～60% 左右，经常开窗通风，保持室内空气新鲜。

6.可用绿豆、鲜藕、甘蔗、大白菜根、荸荠、鲜茅草根、鲜芦苇根等熬茶，让宝宝每天多次饮用。

五、百日咳患儿可用哪些推拿方法

本病主要病机为痰气交阻，肺气上逆，故治当涤痰清火，泻肺降逆。初咳期治以温肺散寒宣肺，或疏风清热宣肺；痉咳期治以涤痰降气、泻肺清热；恢复期治以养阴润肺、益气健脾。

1.逆运八卦，退六腑，推脾经，揉小横纹。每日 1 次，10 次为 1 个疗程。用于痉咳期。

2.患儿仰卧，家长以食、中指相叠，勾点并按揉患儿天突穴 1 分钟。

3.患儿仰卧，家长以食、中、拇指挤捏膻中穴处的肌肉，反复操作，以局部发红为止。

4.清肺经 300 次，推天河水 100 次，退六腑 200 次。

5.按揉肺俞 20 次，掐揉丰隆穴 10 次。

6.初期有表证者加推攒竹 10 次，推太阳 20 次，拿风池 10 次，拿肩井 3 次。

7.痉挛性咳嗽期加揉小天心 300 次，揉一窝风 200 次，顺运内八卦 100 次。

8.恢复期加摩中脘 5 分钟，按揉足三里穴 1 分钟，横擦背部 1 分钟。

六、百日咳患儿可用哪些外治方法

1. 冰硼散 取冰硼散 1 ～ 2g，百部、黄连、连翘各 6g，诸药研末混匀备用。2 岁以下小儿用 1.5g，3 岁以上用 3g，以鸡胆汁、米醋调为糊状，于每晚睡前敷于双手、足心，外盖纱布固定，于次日晨起时取下。10 天为一疗程，连用 1 ～ 2 个疗程，可清热解毒，宣肺止咳。

2. 蛇胆川贝散 蛇胆川贝散 1 ～ 2 支，米醋适量，调匀如糊状，敷于双手心及肚脐处，敷料包扎，胶布固定。每日 1 次，连续用 5 ～ 7 天，可清热解毒，宣肺止咳。

3. 伤湿止痛膏 取大蒜 1 ～ 2 粒，捣为泥状，置于伤湿止痛膏中心，每晚洗脚后敷于双足心涌泉穴，次日晨起时除去。连贴 3 ～ 5 次，可解痉止咳。使用大蒜贴敷时，宜先在贴敷处涂一层植物油或凡士林、石蜡油，以防局部起疱。

七、百日咳患儿常用的中成药有哪些

1. 鹭鸶咳丸 每次 1 丸，每日 2 ～ 3 次。用于邪犯肺卫证、痰火阻肺证。

2. 二冬膏 每次 5 ～ 10g，每日 2 次。用于肺阴不足证。

八、百日咳患儿常用的药膳有哪些

1. 鱼腥草苏叶绿豆粥 鱼腥草（鲜品）50g，紫苏叶 15g，绿豆 60g，粳米 60g，冰糖 30g。将鱼腥草、紫苏叶水煎 20 分钟取汁，再煎 30 分钟共取浓汁 300mL，加适量清水和绿豆，粳米煮粥，熟时加冰糖溶化调匀服食。本品疏风散热，适用于初咳期。日 1 剂，分 2 ～ 3 次，连服 3 ～ 5 天。

2. 桑白杏仁茶　桑白皮 10g，杏仁 10g（打碎），绿茶 12g，冰糖 20g。前 3 味水煎去渣，入冰糖溶化，即可饮服。本品清热宣肺止咳，适用于痉咳期。每日 1～2 次，连服 6 日为 1 个疗程。

3. 沙参百合玉竹粥　北沙参 15g，百合 15g，玉竹 10g，粳米 30g。先水煎北沙参、百合、玉竹取药液和粳米煎煮成稀粥食用。本品润肺生津。用于顿咳症状开始好转，咳嗽逐渐减轻，一般需经过 3 周才咳止。日 1 剂，分 2～3 次，温热服，连服 3 天。

4. 芹菜饮　芹菜（连根叶）1 把。洗净捣汁 30mL，加食盐少许，隔水蒸热。此方清肺止咳，早晚各服 1 次，连服 3 日。

第十九节　传染性单核细胞增多症

一、什么是传染性单核细胞增多症

传染性单核细胞增多症简称"传单"，是由 EB 病毒引起的淋巴细胞增生性急性自限性传染疾病，主要临床特征为发热、咽峡炎、肝脾和淋巴结肿大、外周血中淋巴细胞显著增多，并出现异形淋巴细胞。本病一年四季均可发病，秋冬季发病率稍高。任何年龄皆可发病，年长儿症状较重，病人和 EB 病毒携带者为传染源。主要经口密切接触而传播（口-口传播）。患病后可获持久免疫力。邪毒由口鼻而入，侵于肺卫，结于咽喉，内传脏腑，流注经络，伤及营血。小儿脏腑娇嫩，卫外不固，不耐温疫热毒侵袭。小儿感邪后，易于化热化火，表现为热毒痰瘀征象，而且病程较长。

二、传染性单核细胞增多症有哪些主要症状

1. 不规则发热　体温 38～40℃，热程 1～3 周，无固定热型，全身中毒症状不显著。

2. 咽峡炎　咽部充血，扁桃体肿大可有渗出物，或有灰白色假膜形成。

3. 淋巴结肿大　70% 可有明显淋巴结肿大，在病程第 1 周就可以出现颈后及全身淋巴结肿大并压痛，硬度中等，无

粘连，常于热退后数周才消退。

4.肝脾肿大　肝肿大多在肋下 2cm 以内，可伴谷丙转氨酶升高，部分病人有黄疸，半数病人可有轻度脾肿大，伴有压痛，偶可发生脾破裂。

5.皮疹　约 1/3 的病例在病后 4～6 天出现皮疹，其形态呈多形性，或斑疹、丘疹，皮肤出血点或猩红热样红斑疹，软腭可有出血点。约持续一周左右渐退。此病早期表现为发热、咽峡炎、淋巴结肿大，与链球菌性咽峡炎类似，但溶血性链球菌感染引起的咽峡炎，血常规检查中性粒细胞增多，咽拭子细菌培养阳性，青霉素治疗有效。

三、传染性单核细胞增多症患儿在生活调摄上要注意什么

1.急性期患儿应予以隔离，鼻咽分泌物及其污染物要严格消毒。集体机构发生本病流行，应就地隔离检疫。

2.急性期患儿应卧床休息 2～3 周，减少体力消耗。

3.高热期间多饮水，进食清淡易消化的食物，保证营养及足够热量。高热时可给予物理降温，亦可用退热剂。

4.注意口腔清洁卫生，防止口腔、咽部并发感染。

5.出现并发症如肺炎、肝炎、心包炎、心肌炎、神经系统疾病者，应及时就医。

四、传染性单核细胞增多症患儿在饮食上要注意什么

1.多饮水（因为高热容易脱水）。

2.清淡饮食，食用一些高蛋白、富含维生素且易于消化代谢的食物。

3. 多食蔬菜及水果汁，补充机体所需维生素 C 和各种微量元素。

4. 忌食辛辣、冷饮、油腻食物。

5. 主食可选择馒头、稀饭等容易消化的食物，维生素类的食物应选择柠檬、西红柿、青椒、生菜、菠菜等。高蛋白食物应选择鱼肉、牛肉、兔肉等蛋白含量高，脂肪含量少的食物。

6. 要卧床休息，减少机体耗氧量，注意个人卫生。

五、传染性单核细胞增多症可用哪些推拿方法

本病以清热解毒、化痰祛瘀为基本原则。

1. 清肺经 200 ～ 400 次。

2. 清天河水 100 次。

3. 清心经 300 次，揉内劳宫 2 分钟。

4. 退六腑 300 次，揉合谷 2 分钟。

六、传染性单核细胞增多症可用哪些外治方法

1. 锡类散或冰硼散　适量，喷吹于咽喉。适用于咽喉红肿溃烂者。

2. 三黄二香散　黄连、黄柏、生大黄、乳香、没药各适量，共研末。先用浓茶汁调匀湿敷肿大的淋巴结，干后换贴，后用香油调敷，每日 2 次。适用于淋巴结肿大。

七、传染性单核细胞增多症患儿常用的中成药有哪些

1. 抗病毒颗粒　每次 5 ～ 10g，每日 3 次。用于热毒炽盛、痰热流注证。

2. 五福化毒丹　每次 3g，每日 2 次。3 岁以下服 1/2 量，1 岁以下服 1/3 量。用于热毒炽盛证。

3. 小儿化毒散　每次 0.6g，每日 1 ～ 2 次。3 岁以下酌减。用于痰热流注证。

4. 生脉饮口服液　每次 5 ～ 10mL，每日 2 ～ 3 次。用于恢复期气阴两虚证。

八、传染性单核细胞增多症患儿常用的药膳有哪些

1. 金银花露粥　金银花 10g，粳米 60g。金银花加水煎煮取汁 100mL，粳米加水煮粥，待黏稠加金银花汁同煮成粥，待温即可食用。本品清凉退热，解毒。用于传染性单核细胞增多症，症见发热，咽喉疼痛，扁桃体肿大。分 2 次早、晚趁温空腹服。

2. 野菊花茶　野菊花、绿茶各适量。开水沏泡，随意饮用。本品清热解毒，生津退热。用于传染性单核细胞增多症，症见发热口干，咽喉疼痛。每日 1 次，可常服。

3. 甲片黑鱼汤　穿山甲鳞片 30g，黑鱼 1 条。黑鱼去内脏、鳞片，洗净，与穿山甲鳞片加水熬汤，佐入适量调料，服汤食鱼肉。此汤软坚消积。用于传染性单核细胞增多症，症见淋巴结肿大。